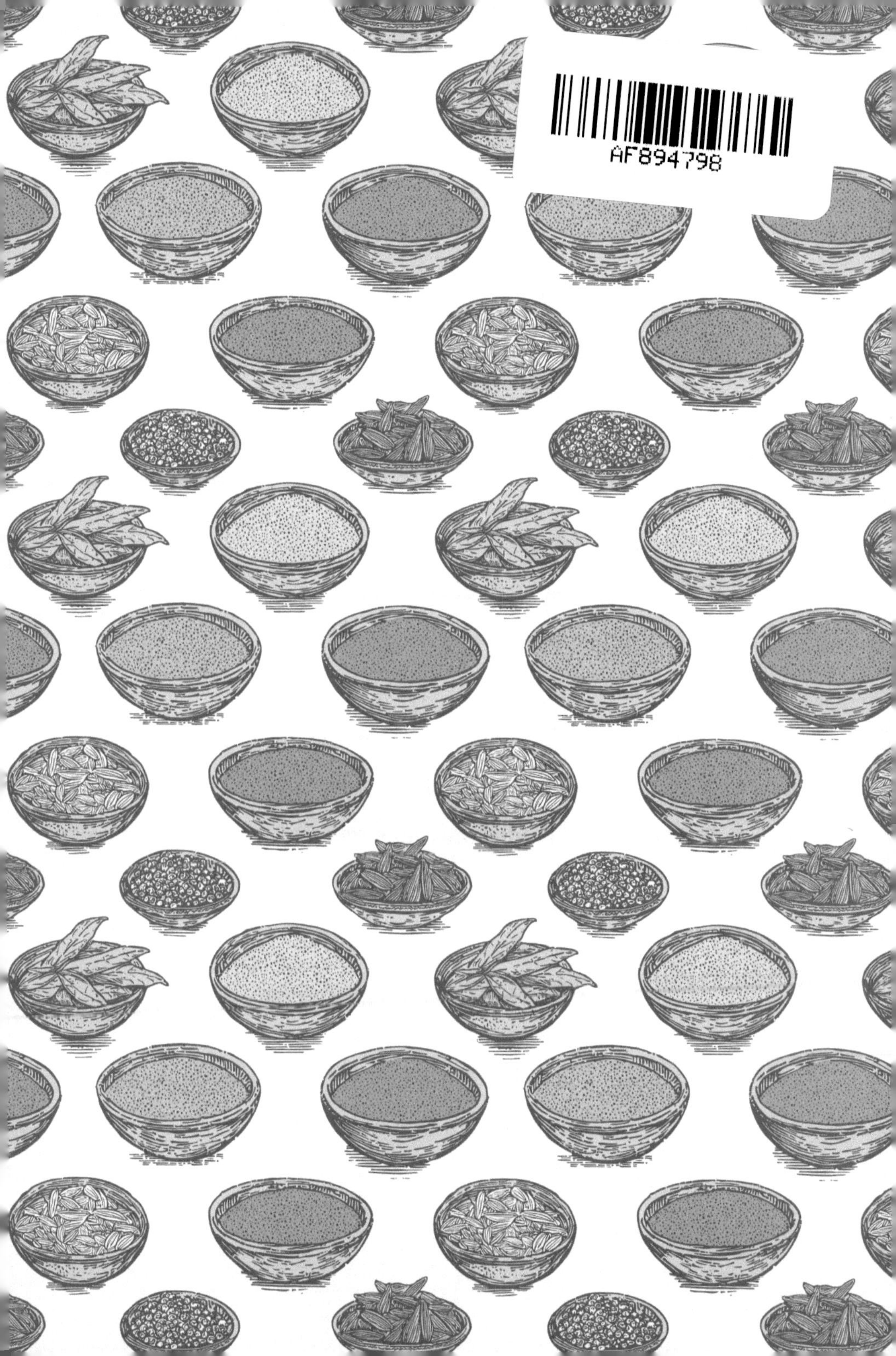

Indice

Artemis Saage

Spezie Ayurvediche: Guida Completa ai Sapori e alle Erbe Aromatiche

Scopri le proprietà curative delle erbe e spezie tradizionali, dalla preparazione alle miscele per una cucina ayurvedica autentica

134 Fonti
32 Foto / Grafica
19 Illustrazioni

Colophon

Saage Media GmbH
c/o SpinLab – The HHL Accelerator
Spinnereistraße 7
04179 Leipzig, Germany
E-Mail: contact@SaageMedia.com
Web: SaageMedia.com
Commercial Register: Local Court Leipzig, HRB 42755 (Handelsregister: Amtsgericht Leipzig, HRB 42755)
Managing Director: Rico Saage (Geschäftsführer)
VAT ID Number: DE369527893 (USt-IdNr.)

Editore: Saage Media GmbH
Pubblicazione: 01.2025
Design della copertina: Saage Media GmbH
ISBN Brossura: 978-3-384-48547-2
ISBN Ebook: 978-3-384-48548-9

Note legali / Avvisi

I link esterni e i riferimenti alle fonti elencati in questo libro sono stati verificati al momento della pubblicazione. L'autore non ha alcuna influenza sulla progettazione e sui contenuti attuali e futuri delle pagine collegate. Il fornitore del sito web collegato è l'unico responsabile per contenuti illegali, errati o incompleti e per danni derivanti dall'uso o dal mancato uso delle informazioni, non chi fa riferimento alla rispettiva pubblicazione tramite link. Tutte le fonti esterne utilizzate sono elencate nella bibliografia. Nonostante l'accurato controllo dei contenuti, non ci assumiamo alcuna responsabilità per i contenuti di fonti esterne. Gli operatori delle fonti citate sono gli unici responsabili del loro contenuto. Immagini e fonti di terzi sono contrassegnate come tali. La riproduzione, l'elaborazione, la distribuzione e qualsiasi tipo di sfruttamento al di fuori dei limiti del diritto d'autore richiedono il consenso scritto dell'autore o del creatore.
I riferimenti alle fonti e le citazioni contenuti in questo libro sono stati accuratamente ricercati e riprodotti nel loro significato essenziale. L'interpretazione e la presentazione dei contenuti citati riflettono il punto di vista dell'autore e non necessariamente coincidono con l'intenzione o l'opinione degli autori originali. Nel caso di citazioni concettuali, i messaggi chiave delle fonti originali sono stati incorporati nel contesto di quest'opera secondo scienza e coscienza, ma potrebbero differire dalle formulazioni e sfumature di significato originali a causa della trasposizione e semplificazione. Tutte le fonti utilizzate sono elencate completamente nella bibliografia e possono essere consultate nell'originale. La responsabilità dell'interpretazione e dell'inserimento contestuale dei contenuti citati è dell'autore di questo libro. Per questioni scientifiche e informazioni dettagliate, si raccomanda di consultare le fonti originali. L'autore si è sforzato di presentare argomenti scientifici complessi in modo comprensibile al pubblico generale. Non si possono escludere semplificazioni e generalizzazioni. Non si può garantire l'accuratezza tecnica e la completezza delle presentazioni semplificate. La riproduzione concettuale delle citazioni e delle conoscenze scientifiche avviene secondo scienza e coscienza nel rispetto del diritto di citazione ai sensi del § 51 della legge sul diritto d'autore. Nella semplificazione e trasposizione e, se necessario, traduzione di contenuti scientifici in un linguaggio comprensibile al pubblico generale, potrebbero perdersi sfumature di significato e dettagli tecnici. Per scopi accademici e per l'uso come riferimento scientifico, si raccomanda espressamente di fare riferimento alle fonti originali. La presentazione semplificata serve esclusivamente all'informazione divulgativa.
Le informazioni contenute in questo libro riguardanti le spezie e le erbe ayurvediche e le loro applicazioni sono state accuratamente ricercate, si basano su conoscenze tradizionali e sono state compilate secondo la migliore conoscenza e coscienza. Tuttavia, non è possibile escludere completamente errori. I concetti ayurvedici, le miscele di spezie e le raccomandazioni per l'uso presentati servono esclusivamente a scopo informativo e non sostituiscono una consulenza o un trattamento professionale da parte di un terapeuta ayurvedico qualificato, medico o naturopata. In caso di disturbi o malattie, è sempre consigliabile consultare un medico o un terapeuta. È necessaria particolare cautela in caso di allergie, intolleranze o assunzione di farmaci. La combinazione di spezie ed erbe con farmaci può portare a interazioni indesiderate. In caso di dubbi, è opportuno consultare un medico prima dell'uso. Gli autori e l'editore non si assumono alcuna responsabilità per eventuali svantaggi o danni derivanti dalle informazioni fornite nel libro. Ciò vale anche per le formulazioni e le indicazioni di dosaggio. L'uso delle denominazioni tradizionali ayurvediche avviene nel rispetto dei diritti dei rispettivi titolari. Le scoperte scientifiche e le normative legali nel campo delle spezie e della medicina naturale sono in continua evoluzione. Le informazioni in questo libro corrispondono allo stato al momento della stampa. Non è possibile garantire la validità duratura delle informazioni. Le fonti utilizzate sono elencate nell'appendice.
Questo libro è stato creato utilizzando l'intelligenza artificiale e altri strumenti. Tra l'altro, sono stati utilizzati strumenti per la ricerca, la scrittura/redazione e la generazione di illustrazioni decorative. Nonostante i controlli, non si possono escludere completamente gli errori. Vorremmo sottolineare che l'uso dell'IA serve come strumento di supporto per offrire ai nostri lettori un'esperienza di lettura di alta qualità e stimolante.
Questo libro è stato tradotto dal tedesco. Non si possono escludere completamente deviazioni dall'originale o errori di traduzione. Tutte le fonti citate nel libro sono disponibili in inglese. Non ci assumiamo alcuna responsabilità per eventuali imprecisioni o malintesi di contenuto derivanti dalla traduzione.

Cari lettori,

vi ringrazio di cuore per aver scelto questo libro. Con la vostra scelta mi avete dato non solo la vostra fiducia, ma anche parte del vostro prezioso tempo. Lo apprezzo molto.
Le spezie sono più di semplici esaltatori di sapore: sono la chiave per una vita equilibrata secondo i principi dell'Ayurveda. In un'epoca in cui molte persone cercano modi naturali per migliorare il proprio benessere, la scienza delle spezie ayurvediche offre un approccio olistico per una connessione armoniosa tra gusto e salute. Questo ampio manuale vi guiderà attraverso il mondo delle spezie ayurvediche e le loro molteplici influenze su corpo e mente. Scoprite i sei sapori (Rasa) e imparate come le proprietà termiche (Virya) e le qualità delle spezie (Guna) interagiscono. Il libro trasmette conoscenze tradizionali sulla lavorazione delle spezie e mostra come preparare autonomamente miscele classiche per verdure, cereali e legumi. Con questo pratico lessico delle spezie, svilupperete una profonda comprensione dell'arte della combinazione aromatica ayurvedica e potrete integrare consapevolmente le proprietà curative delle spezie nella vostra vita quotidiana. Lasciatevi ispirare dalla saggezza millenaria della scienza delle spezie ayurvediche e scoprite nuove dimensioni del condimento consapevole.
Vi auguro ora una lettura stimolante e illuminante. Se avete suggerimenti, critiche o domande, apprezzo il vostro feedback. Solo attraverso uno scambio attivo con voi lettori le future edizioni e opere potranno diventare ancora migliori. Restate curiosi!

Artemis Saage
Saage Media GmbH

- support@saagemedia.com
- Spinnereistraße 7 - c/o SpinLab – The HHL Accelerator, 04179 Leipzig, Germany

Introduzione

Per offrirvi la migliore esperienza di lettura possibile, desideriamo familiarizzarvi con le caratteristiche principali di questo libro. I capitoli sono disposti in ordine logico, permettendovi di leggere il libro dall'inizio alla fine. Allo stesso tempo, ogni capitolo e sottocapitolo è stato concepito come un'unità indipendente, così potete anche leggere selettivamente sezioni specifiche di particolare interesse. Ogni capitolo si basa su un'accurata ricerca ed è corredato di riferimenti completi. Tutte le fonti sono direttamente collegate, permettendovi di approfondire l'argomento se interessati. Anche le immagini integrate nel testo includono appropriate citazioni delle fonti e collegamenti. Una panoramica completa di tutte le fonti e dei crediti delle immagini si trova nell'appendice collegata. Per trasmettere efficacemente le informazioni più importanti, ogni capitolo si conclude con un riassunto conciso. I termini tecnici sono sottolineati nel testo e spiegati in un glossario collegato posto direttamente sotto.

Per un rapido accesso ai contenuti online aggiuntivi, puoi scansionare i codici QR con il tuo smartphone.

Materiali bonus aggiuntivi sul nostro sito web
Sul nostro sito web mettiamo a disposizione i seguenti materiali esclusivi:

- Contenuti bonus e capitoli aggiuntivi
- Un riepilogo complessivo compatto
- Un file PDF con tutti i riferimenti
- Ulteriori consigli di lettura

Il sito web è attualmente in costruzione.

SaageBooks.com/it/conoscenza_delle_spezie_ayurvediche-bonus-OBL7P7

1. 0. 0. Fondamenti della conoscenza delle spezie ayurvediche

La conoscenza delle spezie ayurvediche svela un mondo affascinante, in cui sapore e effetto curativo sono indissolubilmente legati. Da millenni, le persone utilizzano questa conoscenza per preparare i cibi non solo in modo gustoso, ma anche digeribile e salutare. Ma come si manifesta esattamente l'effetto terapeutico delle spezie? Quale ruolo giocano le sei sapori e le proprietà termiche delle spezie? I metodi tradizionali di lavorazione e le caratteristiche qualitative delle spezie costituiscono il fondamento per la loro ottimale efficacia. Si pone quindi la questione di come distinguere le spezie di alta qualità da quelle di bassa qualità e quali metodi di lavorazione preservino meglio i preziosi principi attivi. Di particolare interesse sono i principi delle combinazioni armoniose di spezie: come possono essere unite diverse aromi in modo che si sostengano reciprocamente nella loro efficacia? Quali proporzioni si sono dimostrate ottimali? La conoscenza delle spezie ayurvediche offre un approccio sistematico a queste domande - una saggezza che apre nuove prospettive per un'alimentazione gustosa e sana anche nella cucina moderna.

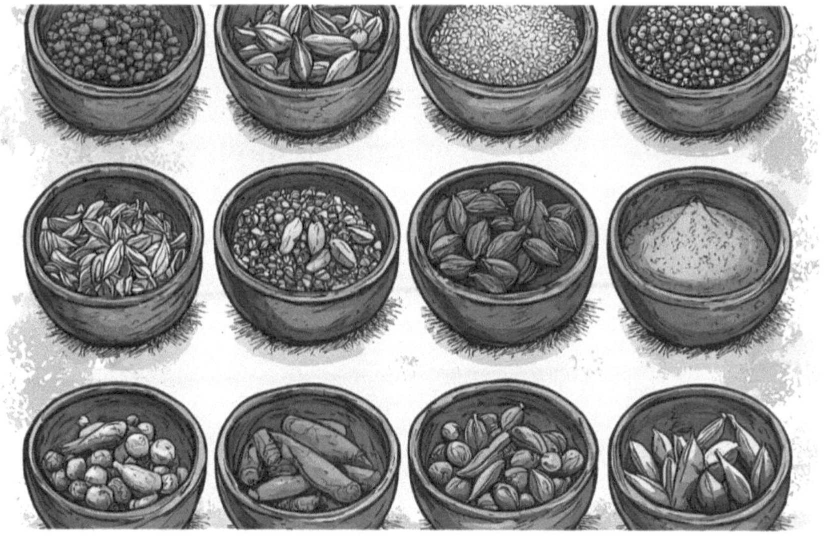

1. 1. 0. Sapori ed effetti

Come influenzano le spezie la nostra salute oltre alle loro proprietà gustative? Quale ruolo giocano i loro effetti termici nel metabolismo? E perché la dottrina ayurvedica distingue sei gusti fondamentali? La scienza delle spezie ayurvediche considera le spezie come rimedi complessi, le cui azioni vanno ben oltre il semplice conferimento di sapore. Ogni spezia possiede caratteristiche specifiche che influenzano sistematicamente il metabolismo, la digestione e il benessere generale. Queste proprietà si basano su osservazioni millenarie e sono sempre più confermate da studi scientifici moderni. La conoscenza dei diversi gusti e delle loro azioni consente di utilizzare le spezie in modo mirato per supportare la salute. In questo contesto, si dimostra che la sistematica ayurvedica dei gusti e delle loro proprietà rappresenta uno strumento preciso per la prevenzione della salute individuale.

„Nella comprensione ayurvedica, sei gusti fondamentali (dolce, acido, salato, piccante, amaro e astringente) costituiscono la base per la salute e il benessere."

1. 1. 1. I sei sapori nell'Ayurveda

Nella comprensione ayurvedica, sei sapori fondamentali (Rasa) costituiscono la base per la salute e il benessere: dolce (madhura), acido (amla), salato (lavana), piccante (katu), amaro (tikta) e astringente (kashaya) [s1]. Questi sapori non sono solo percezioni sensoriali, ma agiscono direttamente sui nostri sistemi corporei e influenzano l'equilibrio dei Doshas [s2]. Ogni sapore è composto da elementi specifici: il dolce deriva dalla terra e dall'acqua, l'acido dalla terra e dal fuoco, il salato dall'acqua e dal fuoco, il piccante dal fuoco e dall'aria, l'amaro dall'aria e dallo spazio, e l'astringente dall'aria e dalla terra [s2]. Questa composizione elementare spiega i loro effetti specifici sul corpo. Il sapore dolce ha un effetto costruttivo e rinforzante sull'organismo. Favorisce la rigenerazione dei tessuti e può equilibrare in particolare i Doshas Vata e Pitta [s3]. Nella pratica, troviamo sapori dolci ad esempio nelle patate dolci, nei cereali o nei frutti maturi. Tuttavia, le persone con un Kapha elevato dovrebbero essere cauti con i cibi dolci, poiché questi possono aumentare il Dosha Kapha [s4]. I sapori acidi, come quelli presenti negli agrumi o nelle verdure fermentate, stimolano la digestione e aumentano l'energia [s3]. Sono particolarmente utili per i tipi Vata, ma dovrebbero essere consumati con moderazione da costituzioni Pitta e Kapha. Un consiglio pratico: una spruzzata di limone in acqua calda al mattino può attivare delicatamente la digestione. Il sapore salato supporta l'equilibrio dei fluidi e stimola l'appetito [s3]. Tuttavia, la dottrina ayurvedica avverte contro un consumo eccessivo di sale, poiché questo può portare a ritenzione idrica e problemi cutanei [s4]. I sapori piccanti, come quelli presenti nello zenzero o nel peperoncino, favoriscono la circolazione e la digestione [s3]. Sono particolarmente preziosi per i tipi Kapha, mentre le costituzioni Vata e Pitta dovrebbero usarli con parsimonia [s2]. Un esempio pratico è l'uso di zenzero fresco come tè per la digestione lenta. Le sostanze amare hanno un effetto disintossicante e possono regolare l'appetito [s3]. Spesso sottorappresentate nella dieta moderna, le troviamo nel rucola, nella cicoria o nella curcuma. Sono particolarmente importanti per i tipi Pitta [s5]. Il sapore astringente, caratterizzato da una sensazione di contrazione in bocca, rassoda i tessuti e ha un effetto rinfrescante [s3]. Esempi includono il tè verde o le banane non mature. Questo sapore è particolarmente utile per i tipi Kapha e Pitta, mentre i tipi Vata dovrebbero consumarlo con moderazione [s2]. La tradizione ayurvedica raccomanda di combinare tutti e sei i sapori in un pasto [s6]. Questo può essere realizzato, ad esempio, attraverso un curry equilibrato che contiene patate dolci dolci, zenzero piccante, pomodori acidi, sale marino salato, spezie amare e legumi astringenti. L'effetto dei sapori va oltre la loro immediata percezione gustativa e comprende anche Vīrya (energia potente) e Vipāka (effetto post-digestivo) [s7]. Questi complessi legami rendono la dottrina dei sapori ayurvedici uno strumento prezioso per la prevenzione della salute individuale. Per l'applicazione pratica, è importante sapere che i tipi Vata dovrebbero preferire sapori dolci, acidi e salati, i tipi Pitta trarre vantaggio da sapori dolci, amari e astringenti, e i tipi Kapha dovrebbero concentrarsi su sapori piccanti, amari e astringenti [s5].

Glossario

Dosha

Energie vitali fondamentali nell'Ayurveda, che come forze dinamiche governano tutti i processi fisiologici e psicologici nel corpo.

Kapha

Il principio della struttura nell'Ayurveda, responsabile della stabilità e della costruzione nel corpo, è composto dagli elementi terra e acqua.

Pitta

Il principio della trasformazione nell'Ayurveda, associato ai processi metabolici e digestivi, rappresenta l'elemento fuoco.

Rasa

Un termine sanscrito della medicina ayurvedica che descrive oltre alla pura percezione del gusto anche l'essenza energetica di una sostanza.

Vata

Il principio del movimento nell'Ayurveda, composto dagli elementi aria ed etere, controlla tutti i processi di movimento nel corpo.

Vipaka

L'effetto a lungo termine di una sostanza dopo la completa digestione, che può differire dal gusto immediato.

Virya

Un concetto ayurvedico che descrive la forza energetica e la potenza di una sostanza, indipendentemente dal suo gusto.

1. 1. 2. Effetto termico delle spezie

L'effetto termico delle spezie gioca un ruolo fondamentale nella medicina ayurvedica e influisce direttamente sulle nostre funzioni corporee. Questi effetti sono suddivisi in due categorie principali: proprietà riscaldanti e rinfrescanti [s8]. Le spezie riscaldanti attivano il metabolismo e il sistema nervoso simpatico. Si caratterizzano per un aumento del potenziale di ossidazione e favoriscono la dilatazione dei vasi sanguigni [s9]. Tra le spezie riscaldanti classiche troviamo il pepe nero, che aumenta la circolazione sanguigna e allevia la rigidità muscolare e articolare [s10]. Nella pratica, il pepe nero è particolarmente indicato durante la stagione fredda o per le persone che tendono a essere sensibili al freddo. La cannella occupa una posizione speciale tra le spezie riscaldanti. Non solo aiuta a ridurre l'umidità in eccesso nel corpo, ma supporta anche le persone con mani e piedi cronici freddi grazie al suo effetto stimolante sulla circolazione. Come tonico digestivo, può essere gustata al mattino in latte caldo o nel muesli [s10]. Il cardamomo, un'altra spezia riscaldante importante, favorisce la sudorazione e supporta la pulizia delle vie respiratorie [s10]. Nella pratica, il cardamomo è particolarmente raccomandato per la tosse persistente o per prevenire raffreddori. Un tè al cardamomo, meglio se combinato con zenzero, può fare veri miracoli. Dall'altra parte dello spettro termico troviamo le spezie rinfrescanti. Il coriandolo, ad esempio, non solo supporta la digestione, ma ha anche un effetto disintossicante [s11]. È eccellente per preparare piatti estivi o quando il corpo è surriscaldato. La menta è un altro esempio di spezia rinfrescante. Il suo effetto rinfrescante la rende un rimedio naturale ideale contro il surriscaldamento e le infiammazioni [s11]. Un tè fresco alla menta o foglie di menta schiacciate nell'acqua possono fornire un naturale sollievo nelle calde giornate estive. Il finocchio unisce proprietà rinfrescanti con un effetto digestivo [s11]. È particolarmente indicato dopo pasti pesanti o in caso di disturbi digestivi. Un tè al finocchio dopo i pasti è una pratica ayurvedica consolidata. La combinazione sapiente di spezie riscaldanti e rinfrescanti consente di influenzare miratamente la temperatura corporea e il metabolismo. Ad esempio, durante la stagione fredda, una miscela di spezie composta da cannella, cardamomo e pepe nero può supportare il calore corporeo, mentre in estate una combinazione di coriandolo, menta e finocchio offre un piacevole rinfresco. L'aglio merita una menzione speciale come spezia riscaldante. Come potente vasodilatatore, non solo migliora la circolazione sanguigna, ma previene anche l'aggregazione del sangue [s10]. In cucina può essere utilizzato sia crudo che cotto, con la forma cruda che sviluppa l'effetto termico più forte. Nella pratica dell'applicazione degli effetti termici delle spezie, è importante considerare la costituzione individuale e la stagione. Le persone con un Pitta-Dosha elevato dovrebbero essere cauti con le spezie riscaldanti e utilizzare maggiormente spezie rinfrescanti come coriandolo o finocchio. I tipi vata, invece, spesso traggono beneficio da spezie riscaldanti come cannella e cardamomo. L'effetto termico delle spezie può anche essere utilizzato miratamente per supportare la salute. In caso di raffreddori e malattie respiratorie, spezie riscaldanti come il rafano con il suo effetto decongestionante [s10] o il cayenna, che aumenta la temperatura corporea [s10], possono essere di supporto. Per un effetto ottimale, queste spezie dovrebbero essere assunte in bevande o piatti caldi.

1. 1. 3. Qualità delle spezie e loro proprietà

Nella comprensione ayurvedica, le spezie possiedono qualità specifiche che vanno ben oltre le loro proprietà gustative. Queste qualità vengono classificate sistematicamente in base al loro effetto energetico, alla loro pesantezza o leggerezza e al loro impatto sulle funzioni corporee [s12]. Le qualità delle spezie sono direttamente collegate al loro effetto sul fuoco digestivo (Agni) e all'equilibrio dei doshas. È particolarmente interessante osservare che le spezie, a seconda della loro specifica proprietà, possono presentare una qualità pesante o leggera. Ad esempio, spezie dolci come la cannella hanno una qualità più pesante e possono favorire l'aumento di peso corporeo, mentre spezie amare come la curcuma possiedono una qualità più leggera e possono ridurre l'appetito [s12]. Nella tradizione alimentare asiatica, strettamente legata all'insegnamento ayurvedico, le spezie non sono solo considerate portatrici di sapore, ma anche sostanze farmacologicamente attive. Questa integrazione di aspetti medici e culinari si è rivelata particolarmente vantaggiosa per vari aspetti della salute, come il controllo della pressione sanguigna e il miglioramento dei fattori di rischio cardiovascolare [s13]. Un esempio affascinante della complessa modalità d'azione delle qualità delle spezie si manifesta attraverso il caso del melone amaro. I suoi componenti amari, apprezzati nella cucina asiatica, sviluppano molteplici effetti benefici per la salute. I composti bioattivi come i fenoli, i carotenoidi, gli alcaloidi e le saponine contribuiscono a proprietà anti-diabetiche, anti-ossidanti e persino anti-cancerogene [s14]. Nella pratica, il melone amaro può essere integrato nella dieta quotidiana sotto forma di tè o come contorno vegetale. La scienza delle spezie ayurvedica descrive anche un legame diretto tra le qualità delle spezie e il loro effetto sui fluidi corporei. In questo contesto, il fuoco digestivo gioca un ruolo centrale. Spezie come lo zenzero, il cumino e la curcuma vengono utilizzate per stimolare il fuoco digestivo e prevenire l'accumulo di sostanze non digerite (Ama) [s15]. Un consiglio pratico è la preparazione di una miscela di spezie composta da parti uguali di cumino macinato, zenzero e curcuma, che può essere assunta in acqua calda prima dei pasti. Le qualità delle spezie si manifestano anche nella loro capacità di trattare sintomi specifici. La tradizione ayurvedica considera sia la natura riscaldante o rinfrescante delle spezie sia il loro impatto sui fluidi corporei [s15]. Per l'applicazione pratica, ciò significa che nella scelta delle spezie non si dovrebbe considerare solo il sapore, ma anche la costituzione individuale e la situazione di salute attuale. L'integrazione di queste qualità delle spezie nella dieta moderna può avvenire attraverso esperimenti consapevoli. È consigliabile iniziare con piccole quantità e osservare gli effetti sul proprio corpo. Una combinazione equilibrata di diverse qualità delle spezie può non solo arricchire il sapore dei piatti, ma anche contribuire in modo mirato al supporto della salute.

Riepilogo - 1. 1. Sapori ed effetti

- Le sei sapori (Rasa) sono composti da combinazioni specifiche di elementi, come terra/acqua per dolce e aria/spazio per amaro.
- I sapori dolci favoriscono la rigenerazione dei tessuti e bilanciano particolarmente i dosha Vata e Pitta.
- I sapori acidi aumentano l'energia digestiva e sono particolarmente utili per i tipi Vata.
- L'effetto termico delle spezie influisce direttamente sul potenziale di ossidazione e sulla dilatazione dei vasi.
- Il cardamomo, come spezia riscaldante, favorisce la sudorazione e supporta la pulizia delle vie respiratorie.
- L'aglio agisce come un forte vasodilatatore e previene l'aggregazione del sangue.
- Il melone amaro contiene composti bioattivi come fenoli e alcaloidi con proprietà anti-diabetiche.
- Le spezie influenzano il fuoco digestivo (Agni) e prevengono l'accumulo di sostanze non digerite (Ama).
- Le qualità delle spezie sono direttamente collegate al loro effetto farmacologico sui fluidi corporei.
- I tipi Vata traggono beneficio da sapori dolci, acidi e salati, mentre i tipi Kapha dovrebbero concentrarsi su sapori piccanti, amari e astringenti.

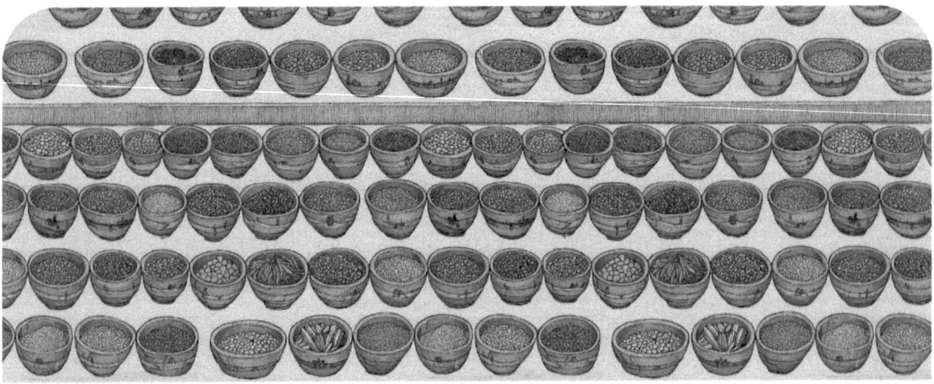

1. 2. 0. Lavorazione e conservazione delle spezie

La corretta lavorazione e conservazione delle spezie costituisce il fondamento della conoscenza delle spezie ayurvediche. Ma come si possono preservare al meglio i preziosi principi attivi e l'aroma caratteristico delle spezie? Quali metodi tradizionali si sono dimostrati efficaci nel corso dei secoli e quali scoperte moderne integrano questa conoscenza? La complessità della lavorazione delle spezie si manifesta già in operazioni semplici come la tostatura: temperatura, durata e movimento delle spezie influenzano in modo significativo le loro proprietà gustative e terapeutiche. Anche la conservazione presenta requisiti particolari: temperatura, umidità e esposizione alla luce possono influenzare notevolmente la durata e l'efficacia delle spezie. Le seguenti considerazioni illuminano sia le tecniche di lavorazione tradizionali che le caratteristiche qualitative scientificamente fondate, che sono decisive per il mantenimento ottimale delle proprietà delle spezie.

„Con un'imballaggio e una conservazione corretti a temperature comprese tra 15 e 35°C, le miscele di spezie possono essere conservate fino a 180 giorni senza perdita di qualità.“

1. 2. 1. Metodi tradizionali di lavorazione

I metodi tradizionali di lavorazione delle spezie nella cucina ayurvedica si basano su conoscenze secolari e tecniche raffinate, che non solo servono alla conservazione, ma mettono anche in risalto le proprietà curative delle spezie. Una delle tecniche centrali è la tostatura delle spezie, che gioca un ruolo importante nella preparazione delle miscele di spezie [s16]. In questo processo, ad esempio, i semi di senape, il cumino e i semi di coriandolo vengono riscaldati delicatamente in una padella asciutta fino a sprigionare il loro aroma completo. Le spezie devono essere costantemente mescolate per ottenere una tostatura uniforme e per evitare che brucino. Il momento giusto per terminare il processo di tostatura si riconosce dall'intenso profumo e dal leggero cambiamento di colore delle spezie. Nella lavorazione tradizionale della curcuma viene impiegato un processo particolarmente complesso [s17]. I rizomi vengono inizialmente cotti o cotti a vapore, eliminando così l'odore caratteristico di crudo e gelatinizzando l'amido gelatinizzato. Nella classica metodologia indiana, si utilizzavano pentole di terracotta, in cui i rizomi venivano cotti con acqua e successivamente coperti con foglie e uno strato di letame di mucca. La reazione di ammoniaca che si sviluppa contribuisce alla colorazione tipica. I metodi di lavorazione moderni utilizzano invece grandi contenitori di ferro con acqua alcalina. Dopo la cottura, un rapido essiccamento al sole è essenziale per ottenere un prodotto finale ottimale con un'umidità compresa tra l'8% e il 10%. Un altro importante metodo tradizionale di conservazione è l'invasatura di spezie ed erbe [s18]. Questo processo, noto anche come "conservazione", inizia con la pulizia e l'asciugatura accurata degli ingredienti. Questi vengono poi tagliati in pezzi uniformi e asciugati ulteriormente per diverse ore - sia all'aria che in forno a bassa temperatura. Questo riduce le note di sapore indesiderate e prepara gli ingredienti in modo ottimale per il processo di invasatura. È particolarmente importante che tutti gli utensili e gli ingredienti utilizzati siano assolutamente asciutti, poiché qualsiasi umidità potrebbe compromettere la durata del prodotto finale. Il momento migliore per l'invasatura è durante la stagione calda, poiché nei mesi più freschi l'umidità dell'aria più elevata aumenta il rischio di formazione di muffa. Nella preparazione di piatti complessi a base di spezie come il Biryani [s19], l'importanza dei metodi tradizionali di lavorazione si manifesta in modo particolarmente evidente. Qui è necessaria una cottura lenta e paziente per combinare armoniosamente i vari aromi delle spezie. Ogni singolo ingrediente viene scelto con cura e aggiunto al momento giusto. Il rispetto delle ricette tradizionali e dei metodi di preparazione garantisce l'autenticità del piatto. Anche la conservazione delle spezie lavorate richiede particolare attenzione [s16]. Con un'imballaggio e una conservazione corretti a temperature comprese tra 15 e 35°C, le miscele di spezie possono essere conservate fino a 180 giorni senza perdita di qualità. È particolarmente importante proteggere le spezie dalla luce solare diretta, poiché questa può accelerare il deterioramento del colore e, di conseguenza, anche dei principi attivi [s17]. Le proprietà fisico-chimiche delle spezie cambiano continuamente durante la conservazione [s20]. Tipicamente, l'umidità e l'acidità aumentano nel tempo, mentre il contenuto di grassi e proteine diminuisce. Per rallentare questi processi, nella lavorazione tradizionale si aggiungono spesso erbe con proprietà antiossidanti, che non solo prolungano la durata, ma riducono anche il deterioramento microbico.

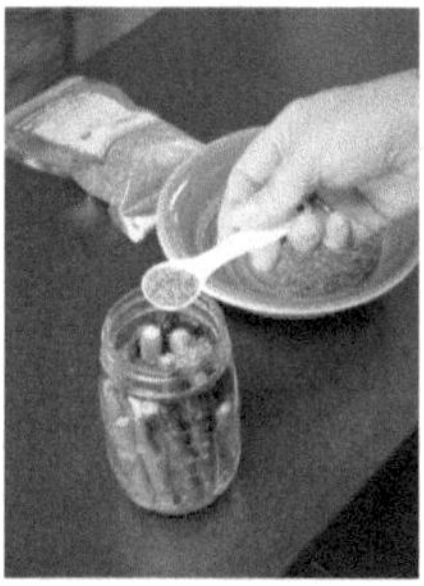

Marinatura [i1]

Glossario

antiossidante
Proprietà di una sostanza di prevenire processi di ossidazione dannosi e neutralizzare i radicali liberi

gelatinizzare
Processo in cui l'amido si trasforma in una massa gelatinosa mediante riscaldamento

fisico-chimico
Si riferisce alla combinazione di processi fisici e chimici in una sostanza

Rizoma
Asse di germoglio che cresce sottoterra di una pianta, che funge da organo di riserva e può formare nuovi germogli

1. 2. 2. Caratteristiche qualitative delle spezie

La qualità delle spezie può essere determinata attraverso vari sensoriali e caratteristiche fisiche, che sono decisive per la loro efficacia e utilizzabilità nella cuçina ayurvedica. Un attento controllo della qualità è essenziale, poiché spezie di bassa qualità non solo deludono dal punto di vista del gusto, ma possono anche mancare della loro azione terapeutica. Una caratteristica qualitativa fondamentale è la condizione esterna delle spezie. Per spezie intere come il cardamomo, i chiodi di garofano o le stecche di cannella, la superficie dovrebbe essere uniforme e priva di danni. Macchie o scolorimenti possono indicare una conservazione inadeguata o un infezione microbica. Quando si esaminano i rhizomen di curcuma, è necessaria particolare cautela, poiché spesso vengono lucidati per ottenere una superficie liscia. A volte vengono utilizzate sostanze discutibili, pertanto è consigliabile prestare attenzione alla qualità biologica o a rivenditori affidabili [s21]. Il colore è un altro importante indicatore di qualità. Spezie di alta qualità si distinguono per colori intensi e caratteristici. La curcuma, ad esempio, dovrebbe presentare un vivace giallo-arancio, mentre le capsule di cardamomo dovrebbero mostrare un verde intenso. Colorazioni sbiadite o irregolari indicano invecchiamento o conservazione errata. Per controllare la qualità del colore, si può stendere una piccola quantità di spezia in polvere su un foglio di carta bianca: spezie di alta qualità mostrano un colore uniforme e intenso, senza grumi o scolorimenti. L'odore è una delle caratteristiche qualitative più significative. Spezie fresche e di alta qualità sviluppano immediatamente il loro aroma caratteristico quando vengono leggermente sfregate tra le dita. Un odore debole o muffoso indica merce invecchiata o conservata in modo errato. Durante il test dell'aroma, si dovrebbero riscaldare leggermente le spezie nel palmo della mano e poi annusarle con cautela. Erbe e spezie di alta qualità possono migliorare notevolmente le proprietà sensoriali dei cibi, senza alterarne la caratteristica di gusto fondamentale [s22]. Anche la consistenza gioca un ruolo importante nella valutazione della qualità. Le spezie intere dovrebbero essere ferme e compatte, non fragili o friabili. Per le spezie in polvere, è desiderabile una granulometria uniforme e fine. La formazione di grumi indica assorbimento di umidità e può essere un segno di inizio deterioramento. Per controllare la consistenza, si può strofinare una piccola quantità di polvere di spezia tra il pollice e l'indice: la polvere di spezia di alta qualità si sente setosa e si distribuisce uniformemente. Una caratteristica qualitativa spesso trascurata ma importante è la densità della polvere di spezia. Spezie di alta qualità hanno un peso caratteristico in relazione al loro volume. Per verificarlo, si può pesare un cucchiaino di spezia e confrontarlo con valori di riferimento. Polveri troppo leggere possono indicare l'aggiunta di riempitivi di bassa qualità. La purezza delle spezie è un altro aspetto decisivo della qualità. Spezie di alta qualità dovrebbero essere prive di corpi estranei, infestazioni di insetti o muffe. Per le spezie intere, questo può essere verificato attraverso un attento controllo visivo. Per le spezie in polvere, si può sciogliere una piccola quantità in un bicchiere d'acqua: le impurità di solito si depositano sul fondo. La freschezza delle spezie può essere riconosciuta anche dalla loro reazione al calore. Spezie fresche e di alta qualità sviluppano rapidamente il loro aroma caratteristico e il loro colore tipico quando vengono tostate con cautela. Spezie vecchie o di bassa qualità, al contrario, reagiscono lentamente e spesso sviluppano un odore sgradevole e bruciato. Per l'applicazione pratica, ciò significa che quando si acquistano spezie, si dovrebbero utilizzare tutti i sensi. Un attento controllo prima dell'acquisto può evitare delusioni future. Soprattutto per quantità maggiori, è consigliabile acquistare inizialmente un piccolo campione e testarne la qualità prima di acquistare quantità più grandi.

Glossario

microbico
Causato o correlato a organismi microscopici come batteri, funghi o altri microorganismi

sensoriale
Riguarda la percezione attraverso gli organi sensoriali umani come gusto, olfatto, tatto, vista e udito

Riepilogo - 1. 2. Lavorazione e conservazione delle spezie

- La tostatura tradizionale delle spezie richiede movimento costante per un risultato di tostatura uniforme e un'ottimale espressione degli aromi. I rizomi di curcuma venivano tradizionalmente cotti in vasi di terracotta e coperti con letame di mucca, con la reazione di ammoniaca che contribuiva alla colorazione. La lavorazione moderna della curcuma utilizza acqua alcalina in contenitori di ferro con un'umidità target del 8-10%. Le miscele di spezie possono essere conservate a 15-35°C fino a 180 giorni senza perdita di qualità. Durante la conservazione, l'umidità e il contenuto di acidità aumentano, mentre grassi e proteine diminuiscono. Le erbe antiossidanti vengono tradizionalmente aggiunte per prolungare la durata e ridurre il deterioramento microbico. I rizomi di curcuma lucidati possono contenere agenti lucidanti preoccupanti. La densità delle spezie fornisce indicazioni su una possibile diluizione con riempitivi di bassa qualità. Le spezie di alta qualità sviluppano rapidamente il loro aroma caratteristico durante la tostatura, mentre quelle di bassa qualità reagiscono lentamente. La stagione calda è ottimale per i processi di marinatura a causa della minore umidità dell'aria e del ridotto rischio di muffa.

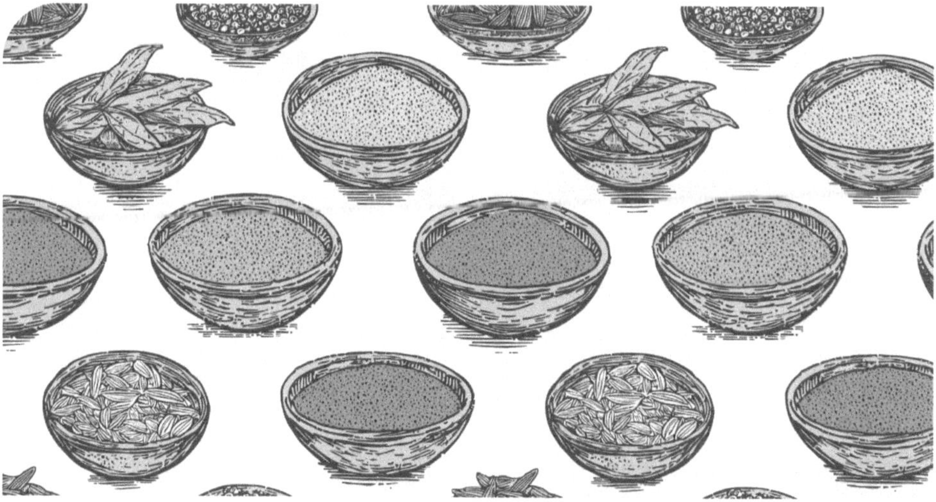

1. 3. 0. Combinazioni di spezie

La combinazione di spezie è uno degli aspetti più affascinanti dell'arte curativa ayurvedica. Come si influenzano reciprocamente le diverse spezie? Quali principi guidano la creazione di miscele armoniose? E quale ruolo giocano le esigenze individuali dell'essere umano? La scienza delle spezie ayurvediche ha sviluppato nel corso dei millenni un sistema complesso che va ben oltre la semplice esperienza gustativa. Ogni spezia porta con sé non solo il suo sapore caratteristico, ma anche specifiche proprietà energetiche e curative. Nella combinazione di diverse spezie si crea un'interazione che è efficace sia a livello culinario che terapeutico. L'arte della combinazione delle spezie richiede una conoscenza approfondita delle proprietà delle singole spezie, delle loro interazioni e delle proporzioni ottimali. Fattori come la stagione, il tipo di costituzione e la forza digestiva giocano un ruolo decisivo. Le sezioni seguenti mostrano come poter utilizzare praticamente questa conoscenza.

> *„Un importante principio fondamentale è la considerazione dell'energia di riscaldamento e raffreddamento delle diverse spezie: in estate si utilizzano più spezie rinfrescanti come il coriandolo e il cardamomo, in inverno più spezie riscaldanti come lo zenzero e la cannella.“*

1. 3. 1. Principi fondamentali delle miscele di spezie

La scienza delle spezie ayurvedica si basa sulla comprensione fondamentale che ogni alimento e spezia non solo possiede un sapore caratteristico, ma ha anche un effetto energetico specifico sul nostro corpo [s23]. Questa consapevolezza costituisce la base per l'arte della combinazione delle spezie, che va ben oltre la semplice esperienza gustativa. Nell'applicazione pratica, ciò significa innanzitutto unire i cinque gusti fondamentali - dolce, salato, acido, amaro e umami - in un equilibrio armonioso [s24]. Prendiamo ad esempio una classica miscela di spezie per curry: qui si combinano il dolce cardamomo, i sali minerali del cumino, l'acidità del coriandolo, le sostanze amare della curcuma e la nota umami del cumino tostato in una composizione equilibrata. Un principio fondamentale è la considerazione dell'energia riscaldante e rinfrescante delle diverse spezie [s23]. Se desiderate preparare un piatto riscaldante, è ideale combinare spezie come zenzero, pepe nero e cannella. Per effetti rinfrescanti, invece, si adattano coriandolo, cardamomo e finocchio. Nella pratica, dovreste considerare la stagione - in estate utilizzare più spezie rinfrescanti, in inverno più spezie riscaldanti. La tollerabilità degli alimenti può essere notevolmente migliorata attraverso combinazioni di spezie ben studiate [s23]. Un esempio pratico: i legumi, spesso considerati difficili da digerire, diventano molto più digeribili con l'aggiunta di cumino, zenzero e Asafoetida. La regola generale è: più forte è il proprio fuoco digestivo (agni), meglio si possono elaborare anche combinazioni di spezie più complesse. Nello sviluppo delle miscele di spezie, la sensibilità culturale gioca un ruolo importante [s24]. Le combinazioni tradizionali si sono spesso sviluppate nel corso dei secoli e sono perfettamente adattate alle condizioni e ai bisogni regionali. Ad esempio, la cucina indiana utilizza frequentemente combinazioni di curcuma, cumino e coriandolo, mentre nella cucina mediterranea dominano origano, timo e rosmarino. Un altro aspetto importante è il rapporto quantitativo tra le spezie [s23]. Analogamente alla regola ayurvedica per il rapporto tra Ghee e miele (2:1), anche nelle miscele di spezie esistono proporzioni ottimali. Come regola generale: spezie dominanti come curcuma o cumino costituiscono la base (circa il 40%), mentre aromi più delicati come cardamomo o cannella vengono utilizzati come accenti (circa il 5-10%). L'arte della combinazione delle spezie risiede anche nell'uso abile dei contrasti [s24]. Sperimentate, ad esempio, con la combinazione di note piccanti e dolci, come nella connessione tra peperoncino e cannella. Tuttavia, dovreste sempre tenere d'occhio il sapore dominante e utilizzare le altre spezie in modo di supporto. L'interazione tra aroma e sapore è anch'essa decisiva [s24]. Molte spezie esprimono il loro pieno potenziale solo attraverso una breve tostatura o attraverso la combinazione con oli. Un consiglio pratico: tostate brevemente le spezie intere in una padella asciutta prima di macinarle - questo intensifica notevolmente l'aroma. La disponibilità stagionale e locale dovrebbe essere considerata nella composizione delle miscele di spezie [s24]. Erbe e spezie fresche da coltivazione regionale spesso hanno un aroma più intenso e si armonizzano meglio tra loro rispetto alle alternative importate. Infine, è importante comprendere che i principi fondamentali delle miscele di spezie servono come guida, ma lasciano spazio per preferenze personali e sperimentazioni [s24]. Iniziate con combinazioni collaudate e sviluppate le vostre variazioni. Documentate le vostre esperienze e adattate le miscele alle vostre esigenze individuali e preferenze di gusto.

1. 3. 2. Combinazioni aromatiche armoniose

La combinazione armoniosa di aromi nella cucina ayurvedica segue un sistema complesso che considera sia gli aspetti gustativi che quelli salutari. L'arte consiste nel connettere diversi mondi aromatici in modo che si completino e si potenzino a vicenda, senza sovrapporsi. Un ruolo centrale è svolto dalle combinazioni di spezie con vari alimenti di base. Particolarmente interessante è la connessione tra ghee e riso, che non solo convince dal punto di vista del gusto, ma ottimizza anche l'assorbimento dei nutrienti [s25]. Nella pratica, è consigliabile riscaldare leggermente il ghee e aggiungere un pizzico di curcuma prima di versarlo sul riso cotto.

La combinazione di aromi gioca un ruolo importante anche nelle bevande. La connessione tra tè verde e limone, ad esempio, non solo crea un'esperienza gustativa rinfrescante, ma supporta anche il metabolismo [s25]. Per un effetto ottimale, non si dovrebbe versare il tè troppo caldo e aggiungere il limone solo dopo l'infusione, per preservare i preziosi principi attivi. Un aspetto affascinante della combinazione armoniosa di aromi si manifesta nella connessione tra note fruttate e terrose [s26]. Questo equilibrio si trova, ad esempio, in miscele di tè speciali che combinano frutta e fiori. Nella preparazione di tali miscele, è importante che la frutta non diventi troppo dominante: un rapporto equilibrato di circa 30% di frutta e 70% di componenti di base si è dimostrato efficace. La tradizione ayurvedica conosce anche la potente combinazione di latte con zafferano [s25]. Questa connessione armoniosa è particolarmente raccomandata per le ore serali, poiché ha un effetto rilassante. Per la preparazione, riscaldare delicatamente il

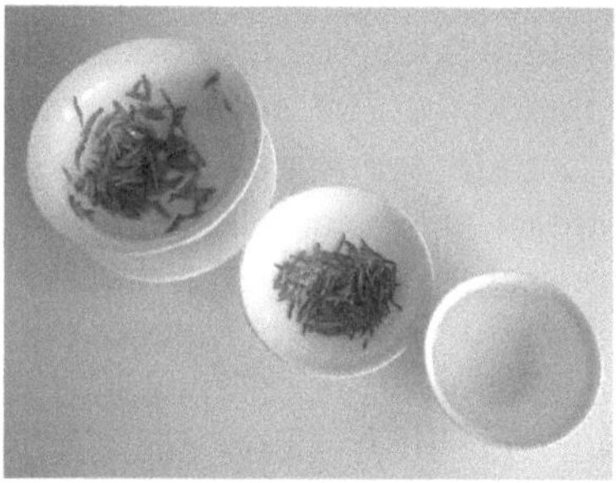

tè verde [i2]

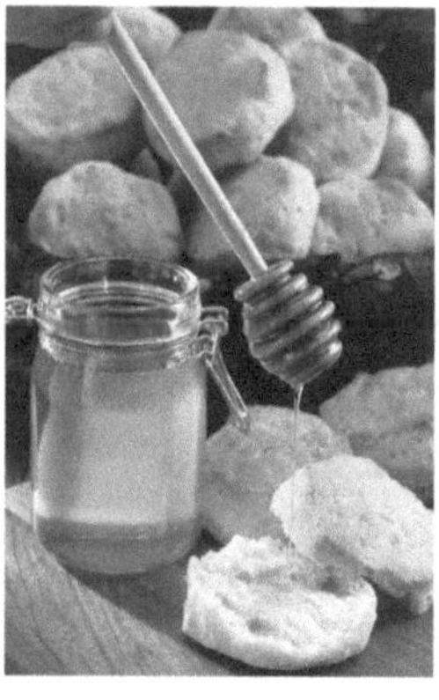

Miele [i3]

latte e aggiungere alcuni fili di zafferano - è importante che il latte non bolla, ma venga solo leggermente riscaldato. Un'altra combinazione aromatica interessante si trova nella connessione tra banane e ghee [s25]. Questa combinazione, apparentemente insolita, crea un perfetto equilibrio tra note dolci e cremose. Nella pratica, si possono affettare banane mature e irrorarle con un cucchiaino di ghee riscaldato - uno spuntino ricco di nutrienti, particolarmente adatto per le persone con una digestione debole. La combinazione di cereali integrali con verdure [s25] offre non solo un apporto equilibrato di nutrienti, ma anche un profilo aromatico complesso. È importante abbinare le spezie a entrambe le componenti. Ad esempio, le note speziate di cumino si armonizzano particolarmente bene con il riso integrale, mentre le erbe mediterranee completano perfettamente le verdure. Un aspetto particolare della combinazione armoniosa di aromi si manifesta nella connessione tra yogurt e frutta [s25]. Qui è importante bilanciare la nota acidula dello yogurt con la dolcezza naturale della frutta. Consiglio pratico: utilizzare frutta matura e di stagione e combinarla con yogurt naturale senza zucchero aggiunto. L'arte della combinazione armoniosa di aromi si manifesta anche nella preparazione di tè speziati [s26]. Qui possono essere unite diverse sfumature di gusto, come speziato, fruttato e floreale, in una composizione equilibrata. Nella composizione, è importante che le singole componenti abbiano tempi di infusione simili, per garantire un'equa liberazione degli aromi. La combinazione di miele con acqua calda [s25] è un altro esempio di una combinazione armoniosa di aromi con un valore salutare. È importante che l'acqua non sia troppo calda, altrimenti si possono perdere preziose proprietà del miele. La temperatura ideale è di circa 40°C.

1. 3. 3. Proporzioni equilibrate delle miscele

L'arte delle proporzioni equilibrate nelle miscele di spezie ayurvediche si basa su rapporti quantitativi precisi e sulla loro abile adattamento. In questo contesto, sia gli aspetti gustativi che quelli salutari giocano un ruolo centrale. Il giusto equilibrio è fondamentale per l'ottimale efficacia delle spezie. Un principio fondamentale è il rapporto di 2:1 tra componenti grasse e dolcificanti [s27]. Questo si manifesta, ad esempio, nella preparazione di dolci ayurvedici, dove il ghee e il miele vengono combinati in questo rapporto. Questa proporzione si è dimostrata particolarmente digeribile e minimizza possibili effetti indesiderati della combinazione. Nella pratica della preparazione delle miscele di spezie, è importante comprendere che le ricette di base servono come punto di partenza, ma possono essere adattate individualmente [s28]. Se, ad esempio, si prepara una miscela di curry classica, si può aumentare la proporzione di spezie riscaldanti come lo zenzero, se si desidera un effetto più riscaldante. Al contrario, si può aumentare la proporzione di componenti rinfrescanti come il coriandolo per rendere la miscela più equilibrata. La conservazione delle miscele di spezie gioca un ruolo cruciale nel mantenimento delle proporzioni equilibrate. Contenitori ermetici in un luogo fresco e buio sono essenziali [s28]. Questo previene che singoli componenti perdano la loro potenza a causa dell'ossidazione o dell'umidità, disturbando così il rapporto accuratamente calibrato. Un consiglio pratico: utilizzare contenitori di vetro scuro con chiusura a vite e etichettarli con la data e la composizione esatta. Un altro aspetto importante è la cottura congiunta di diversi ingredienti [s27]. Se, ad esempio, si prepara una miscela di spezie per legumi, combinazioni potenzialmente difficili da digerire possono essere armonizzate attraverso la cottura congiunta. Si sviluppa così un effetto sinergico che aumenta la digeribilità dei piatti. La messa a punto delle proporzioni delle miscele dovrebbe anche considerare la costituzione individuale. Le persone con un forte fuoco digestivo di solito tollerano miscele di spezie più intense, mentre le persone con una digestione sensibile beneficiano di combinazioni più equilibrate e delicate. Sperimentate con cautela e documentate le vostre esperienze. Nella preparazione di grandi quantità di miscele di spezie, è consigliabile iniziare con una piccola quantità di prova e assaggiarla prima di preparare l'intera miscela. In questo modo, è possibile adattare le proporzioni senza sprecare grandi quantità di preziose spezie. La freschezza dei singoli componenti è anch'essa decisiva per il successo della miscela. Utilizzate spezie macinate il più fresche possibile e fate attenzione alle diverse scadenze. Mentre spezie robuste come la curcuma mantengono la loro potenza per diversi mesi, componenti più delicati come il cardamomo macinato dovrebbero essere rinnovati più frequentemente. Un approccio pratico è lavorare con una miscela di base, che viene poi integrata situazionalmente. Questa miscela di base contiene i componenti principali in proporzioni equilibrate e può essere affinata con spezie aggiuntive a seconda delle necessità. Ciò consente un adattamento flessibile senza disturbare l'equilibrio di base. La revisione e l'adattamento regolari delle proporzioni delle miscele fanno parte della pratica ayurvedica. I cambiamenti stagionali, le esigenze individuali e la qualità delle spezie disponibili possono richiedere aggiustamenti. Rimanete attenti ai segnali del vostro corpo e all'effetto delle spezie.

Riepilogo - 1. 3. Combinazioni di spezie

- La scienza delle spezie ayurvediche si basa sull'effetto energetico di ogni spezia sul corpo, oltre al semplice gusto.
- I cinque gusti fondamentali devono essere bilanciati in una miscela di spezie per curry: il dolce cardamomo, il salato cumino, l'acido coriandolo, l'amaro curcuma e la nota umami del cumino tostato.
- L'energia riscaldante e rinfrescante delle spezie segue le stagioni: in estate si preferiscono spezie rinfrescanti come coriandolo e finocchio, in inverno quelle riscaldanti come zenzero e cannella.
- Il rapporto tra spezie dominanti come la curcuma e la base è di circa il 40%, mentre aromi più delicati come il cardamomo costituiscono solo il 5-10%.
- Un breve tostatura delle spezie intere prima della macinatura intensifica notevolmente l'aroma.
- La combinazione di ghee con riso ottimizza dimostrabilmente l'assorbimento dei nutrienti.
- Il tè verde con limone non dovrebbe essere infuso troppo caldo e il limone dovrebbe essere aggiunto solo dopo l'infusione.
- Nelle miscele di tè, un rapporto del 30% di frutta e 70% di componenti di base si è dimostrato ottimale.
- Il latte di zafferano dovrebbe essere solo leggermente riscaldato e non bollito per un'efficacia ottimale.
- Il rapporto fondamentale di 2:1 tra componenti grassi e dolcificanti minimizza gli effetti indesiderati.
- I contenitori di vetro scuro con chiusura a vite sono ottimali per la conservazione delle miscele di spezie.

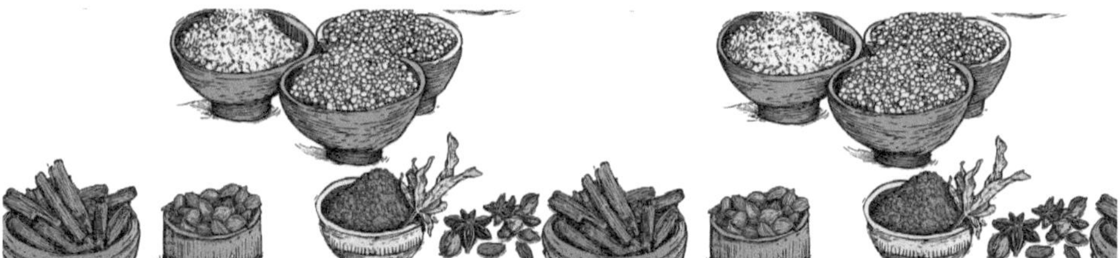

Revisione - 1. Fondamenti della conoscenza delle spezie ayurvediche

- La scienza delle spezie ayurvediche distingue sei gusti fondamentali (Rasa), che si compongono di specifiche combinazioni di elementi. Ogni gusto agisce direttamente sui dosha e influenza i sistemi corporei attraverso la sua qualità energetica. L'effetto termico delle spezie è suddiviso in proprietà riscaldanti e rinfrescanti, che influenzano il potenziale di ossidazione e la dilatazione dei vasi sanguigni. Il pepe nero, come spezia classica riscaldante, aumenta la circolazione sanguigna e allevia la rigidità muscolare e articolare. Il coriandolo, come spezia rinfrescante, ha un effetto disintossicante ed è particolarmente adatto per i piatti estivi. La qualità delle spezie può essere determinata attraverso caratteristiche sensoriali come colore, odore e consistenza. Le spezie di alta qualità sviluppano rapidamente il loro aroma caratteristico durante la tostatura, mentre quelle di bassa qualità reagiscono in modo lento. La lavorazione tradizionale della curcuma avviene attraverso un complesso processo di cottura e essiccazione con specifiche condizioni alcaline. Le miscele di spezie seguono il principio dell'equilibrio tra i cinque gusti fondamentali e tengono conto dell'energia riscaldante e rinfrescante. Il rapporto di miscelazione fondamentale di 2:1 tra componenti grassi e dolcificanti si è dimostrato particolarmente digeribile. La combinazione di ghee con riso ottimizza non solo il sapore, ma anche l'assorbimento dei nutrienti. L'unione di zafferano con latte caldo sviluppa un effetto rilassante. Mentre questi principi fondamentali della scienza delle spezie sono già affascinanti, solo l'analisi dettagliata delle singole spezie rivela la loro vera complessità e profondità terapeutica.

2. 0. 0. Singole spezie e loro proprietà

Il mondo delle spezie affascina l'umanità da millenni. Ma cosa rende alcune spezie così speciali e come sviluppano i loro effetti specifici nell'organismo umano? Dalla potenza curativa dello zenzero all'azione stimolante del metabolismo della curcuma, fino alle proprietà digestive del cumino - ogni spezia possiede un profilo unico di sostanze bioattive. Mentre la scienza moderna decifra sempre più i meccanismi molecolari di queste spezie, sorge la domanda: come si possono coniugare in modo sensato le conoscenze tradizionali e i risultati della ricerca attuale? Quale ruolo giocano qualità, origine e corretta conservazione per l'efficacia? E come possiamo integrare al meglio il potenziale terapeutico delle spezie nella nostra vita quotidiana? Le seguenti considerazioni esaminano in dettaglio le spezie più importanti della tradizione ayurvedica - dalla loro origine botanica alla loro composizione chimica, fino alle possibilità pratiche di utilizzo in cucina e nella medicina. In questo contesto, diventa chiaro: la conoscenza delle specifiche proprietà delle singole spezie apre prospettive completamente nuove per il loro utilizzo mirato.

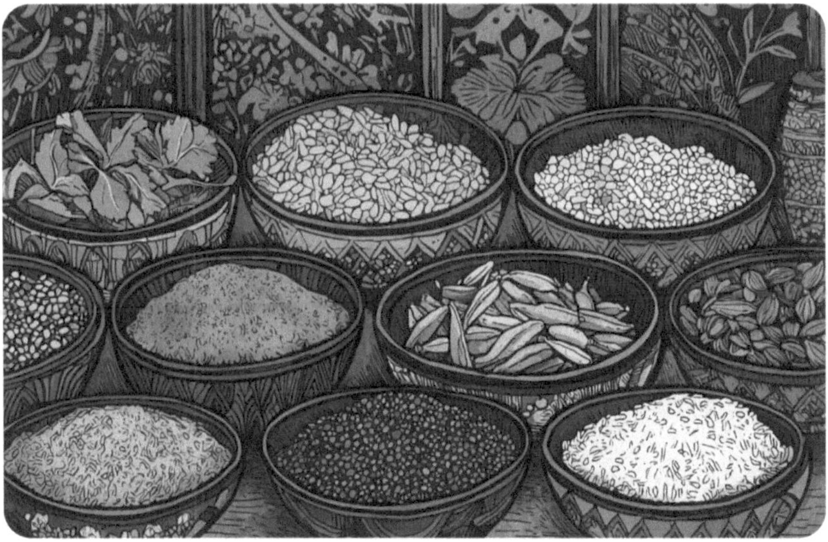

2. 1. 0. Spezie da radice

Le spezie radicose sono tra i rappresentanti più affascinanti del mondo delle spezie. Ma cosa le rende così speciali? I loro organi di riserva sotterranei racchiudono una straordinaria varietà di sostanze bioattive, che sono efficaci non solo dal punto di vista del gusto, ma anche terapeutico. In che modo si differenziano le singole spezie radicose nella loro azione? Quale ruolo svolgono nella medicina ayurvedica? Dalla piccante radice di zenzero alla curcuma dorata fino al dolce galanga - ognuna di queste spezie ha sviluppato la propria storia e specifiche proprietà. Si pone quindi la questione di come queste spezie possano essere utilizzate e combinate in modo ottimale per esprimere appieno i loro effetti benefici sulla salute. La scienza moderna conferma sempre più le conoscenze tradizionali sulle spezie radicose e apre nuove prospettive per il loro utilizzo. Un'analisi più approfondita di queste piante straordinarie rivela un affascinante intreccio di tradizione e innovazione nella scienza delle spezie.

„Il rafano è conosciuto nell'Ayurveda come Vajramula ed è apprezzato per le sue forti proprietà riscaldanti.“

2. 1. 1. Zenzero e le sue applicazioni

Lo zenzero, una radice affascinante con una tradizione millenaria, è una delle spezie più consumate al mondo [s29]. Il suo utilizzo risale all'antichità, con l'introduzione nell'area mediterranea già nel I secolo d.C. [s30]. Il rizoma di questa pianta straordinaria racchiude una ricchezza di sostanze bioattive note per i loro molteplici effetti benefici sulla salute [s31]. Il caratteristico sapore piccante e speziato dello zenzero si sviluppa senza l'intensa piccantezza di altre spezie [s31]. In cucina, lo zenzero si trova in diverse forme: fresco, essiccato, sott'aceto, candito o in polvere [s29]. Un consiglio pratico per conservare lo zenzero fresco: avvolgerlo in un panno da cucina umido e conservarlo nel cassetto delle verdure del frigorifero, in questo modo rimarrà fresco fino a tre settimane. Particolarmente notevoli sono le applicazioni medicinali dello zenzero. La ricerca conferma la sua efficacia in vari tipi di nausea [s32]. Per le donne in gravidanza con nausea mattutina, si consiglia di preparare un tè leggero di zenzero: versare acqua calda su 2-3 fette sottili di zenzero fresco e lasciare in infusione per 5-10 minuti. Lo zenzero si è dimostrato efficace anche contro il mal d'auto [s33] - qui si possono assumere pezzi di zenzero candito o capsule di zenzero prima del viaggio come misura preventiva. Le proprietà antinfiammatorie dello zenzero sono particolarmente interessanti per le persone con malattie infiammatorie croniche come l'artrite [s34]. Una bevanda a base di zenzero e curcuma può essere di supporto: combinare un cucchiaino di zenzero fresco grattugiato con un pizzico di curcuma e pepe nero in acqua calda [s35]. Per supportare il sistema immunitario, è particolarmente efficace una combinazione di zenzero, cannella e chiodi di garofano [s31]. Una bevanda corrispondente può essere facilmente preparata: far bollire brevemente le spezie in acqua e gustarla calda o fredda, a seconda delle preferenze personali. Nell'uso dello zenzero, è importante considerare alcuni aspetti fondamentali. Possibili effetti collaterali come bruciore di stomaco, diarrea o irritazioni orali possono verificarsi, soprattutto a dosi elevate [s33]. Le persone che assumono anticoagulanti, farmaci per il diabete o per la pressione sanguigna dovrebbero consultare il proprio medico prima di iniziare un'assunzione regolare di zenzero [s33]. Un aspetto interessante della cucina tradizionale è l'uso di fette di zenzero tra i piatti per purificare il palato [s30]. Questa pratica può essere facilmente integrata nei menu moderni: servire fette di zenzero sottili e leggermente salate come Palate Cleanser tra i vari piatti. La combinazione dello zenzero con altre spezie può potenziare le sue proprietà positive. In particolare, la connessione con la curcuma si è dimostrata efficace nella riduzione delle infiammazioni [s35]. Un olio di spezie ayurvedico può essere facilmente preparato: riscaldare delicatamente olio di cocco di alta qualità con zenzero grattugiato e un pizzico di curcuma - ideale per massaggi o come olio da condimento. I composti bioattivi nello zenzero, in particolare i gingeroli, mostrano effetti promettenti nel trattamento del diabete di tipo 2 attraverso il miglioramento dei livelli di zucchero nel sangue [s35]. Un consumo regolare e moderato di zenzero può essere di supporto in questo contesto. Per sfruttare al meglio i benefici per la salute, la preparazione corretta è fondamentale. Lo zenzero fresco deve essere lavato accuratamente e, a seconda della ricetta, sbucciato. La conservazione della polvere di zenzero essiccato avviene meglio in un contenitore ermetico in un luogo fresco e buio.

Glossario

Gingerolo
I principali principi attivi piccanti nello zenzero, chimicamente correlati alla capsaicina del peperoncino, responsabili del sapore caratteristico

Palate Cleanser
Un'esperienza di gusto neutralizzante tra i vari piatti di un menu, che rinfresca il palato e prepara a nuove impressioni gustative

Rizoma
Un sistema di germogli sotterranei orizzontali di una pianta, che funge da organo di riserva e può formare nuovi germogli

bioattivo
Sostanze naturali che influenzano i processi biologici nel corpo e hanno un effetto fisiologico

2. 1. 2. Curcuma come spezia curativa

La curcuma, una spezia curativa affascinante con una tradizione di quasi 4000 anni [s36], appartiene alla famiglia delle Zingiberacee e proviene originariamente dal sud-est asiatico [s37]. La radice di colore giallo dorato contiene circa il 3% di composti bioattivi [s38], responsabili delle sue notevoli proprietà terapeutiche. Particolarmente degna di nota è l'azione antinfiammatoria della curcuma, mediata attraverso vari meccanismi [s39]. Negli sportivi, è stato dimostrato che anche una bassa dose può alleviare infiammazioni e dolori muscolari indotti dall'esercizio [s40]. Un consiglio pratico per gli atleti: dopo un allenamento intenso, è consigliata una tazza di latte dorato - riscaldare latte vegetale con un cucchiaino di polvere di curcuma e un pizzico di pepe nero. La bioavailability della curcuma rappresenta tuttavia una sfida particolare. A causa della scarsa assorbimento e rapida metabolizzazione nel corpo [s40], è importante combinare correttamente la spezia. L'aggiunta di pepe nero può aumentare la biodisponibilità fino al 2000% [s40]. Una ricetta collaudata per un'assunzione ottimale: mescolare la polvere di curcuma con un po' di olio d'oliva e un pizzico di pepe nero. In dermatologia, la curcuma mostra effetti promettenti. Studi dimostrano miglioramenti in diverse malattie della pelle come acne, psoriasi e dermatite atopica [s41]. Per l'applicazione topica, è possibile preparare una maschera viso lenitiva: mescolare un cucchiaino di polvere di curcuma con yogurt e un po' di miele. In caso di disturbi digestivi e malattie infiammatorie intestinali come colite ulcerosa e morbo di Crohn, la curcuma può anche avere un effetto di supporto [s42]. La radice curativa migliora la permeabilità della mucosa intestinale e protegge da tossine e batteri [s37]. Un tè digestivo può essere facilmente preparato: far bollire radice di curcuma fresca con zenzero e un bastoncino di cannella. Degni di nota sono anche gli effetti positivi sulla salute del cervello. La curcuma potrebbe migliorare l'umore e promuovere il rilascio di "ormoni della felicità" [s38]. Nella cura dell'Alzheimer, un altro composto attivo mostra effetti promettenti supportando la riparazione cellulare [s38]. Le proprietà antiossidanti della curcuma [s43] la rendono un prezioso rimedio anti-invecchiamento. Protegge le cellule dai danni e può ridurre i segni dell'invecchiamento [s38]. Una bevanda ringiovanente per iniziare la giornata: mescolare polvere di curcuma con succo d'arancia fresco e un cucchiaino di olio di semi di lino. Nella ricerca sul cancro, la curcuma mostra risultati promettenti inibendo la crescita tumorale e promuovendo l'apoptosi delle cellule tumorali [s36] [s44]. Anche nel trattamento della tiroide, la curcuma può avere un effetto di supporto grazie alle sue proprietà antinfiammatorie [s45]. Nonostante i molteplici effetti positivi, è importante prestare attenzione ad alcune precauzioni. Dosi eccessive possono causare disturbi gastrici e nausea [s45]. Le persone con determinate patologie preesistenti o in trattamento farmacologico dovrebbero consultare il proprio medico prima di un uso regolare. Per un effetto ottimale, si consiglia un'assunzione regolare e moderata in combinazione con sostanze di supporto [s40]. Una miscela di spezie per curry equilibrata può essere preparata in casa: mescolare polvere di curcuma con pepe nero, cumino, coriandolo e cannella - ideale per la cucina quotidiana.

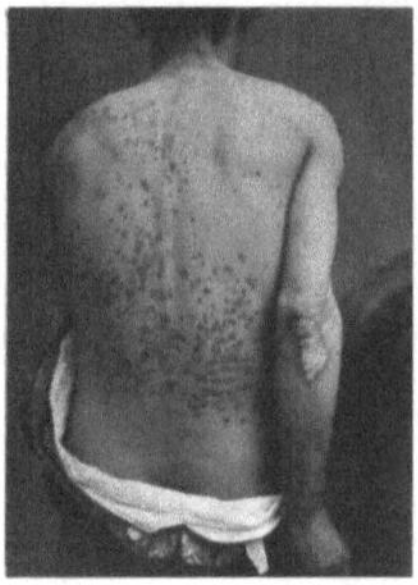

Psoriasi [i4]

Glossario

Apoptosi
La morte cellulare programmata, un processo naturale per rimuovere cellule danneggiate o non più necessarie dall'organismo

Biodisponibilità
La percentuale di un principio attivo che viene assorbita invariata nel corpo e disponibile nel sito d'azione

Colite ulcerosa
Una malattia infiammatoria cronica dell'intestino, in cui la mucosa del colon si infiamma ricorrentemente e forma ulcere

Morbo di Crohn
Un'infiammazione cronica che può interessare tutti gli strati della parete intestinale e può verificarsi in tutte le sezioni del tratto digestivo

Psoriasi
Una malattia della pelle non contagiosa caratterizzata da aree cutanee fortemente squamose e arrossate

2. 1. 3. Galanga e le sue proprietà

La galanga, una spezia affascinante della famiglia delle Zingiberaceae, è strettamente imparentata con lo zenzero e la curcuma ed è particolarmente apprezzata nella cucina del sud-est asiatico [s46]. La denominazione scientifica Alpinia galanga indica la sua appartenenza botanica, con la pianta che può raggiungere altezze impressionanti fino a 1,80 metri [s47]. Il rhizom si distingue per il suo sapore complesso: una combinazione unica di note piccanti, pepate e leggermente dolci, arricchita da sottili accenni di pino e agrumi [s46]. Questa varietà di sapori rende la galanga una spezia preziosa nella cucina moderna. Per un uso ottimale, è importante assicurarsi che i rizomi siano sodi e integri. Se conservati correttamente in frigorifero, rimangono freschi per circa una settimana [s47].

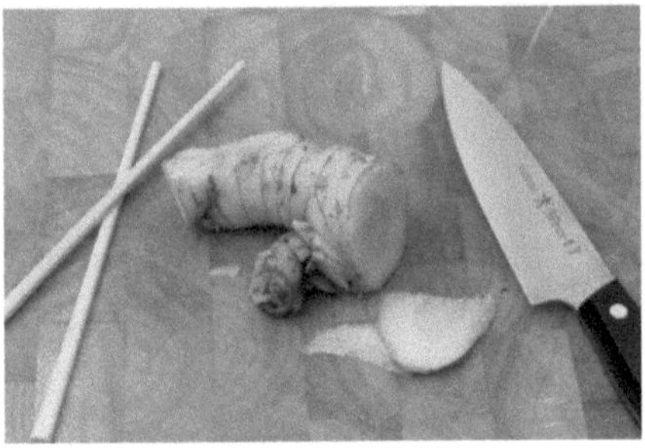

Galanga [i5]

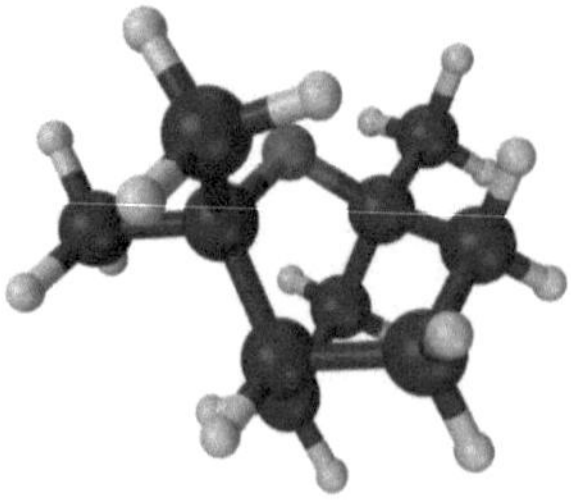

Eucaliptolo [i6]

Particolarmente notevoli sono le molteplici proprietà medicinali della galanga. La radice produce oli essenziali con composti biologicamente attivi, tra cui 1,8-Cineolo o Eucaliptolo, che sono tra i principali fitochemicals [s48]. Un consiglio pratico per l'uso: prepara un tè digestivo versando acqua calda sulla radice di galanga finemente affettata e lasciandola in infusione per 10 minuti. Le proprietà antiossidanti della galanga sono impressionanti. La radice contiene sostanze preziose come la quercetina e l'acido gallico, che possono proteggere dalle infezioni e prevenire malattie croniche [s49]. Per un'assimilazione ottimale degli antiossidanti, si consiglia di combinarla con cibi grassi, poiché i composti bioattivi sono liposolubili. Nella medicina tradizionale, la galanga è apprezzata per un ampio spettro di applicazioni. Le sue proprietà carminative, antipiretiche e antinfiammatorie la rendono un rimedio versatile [s50]. Un rimedio casalingo collaudato per i disturbi digestivi è una miscela di galanga e succo di lime, utilizzata in alcune parti del sud-est asiatico come tonico [s47]. È interessante anche l'effetto positivo sulla salute del cervello. La galanga può migliorare la vigilanza e la concentrazione [s49]. Per le persone con elevato carico mentale, si consiglia un tè energizzante al mattino: combina la galanga con tè verde e una fetta di limone. Le proprietà antibatteriche e antifungine rendono la galanga un prezioso alleato per il sistema immunitario [s50]. Ai primi segni di raffreddore, un decotto di galanga e zenzero può essere utile: fai bollire brevemente entrambe le radici e aggiungi un po' di miele. Notevoli sono anche i potenziali effetti anticancro. Gli antiossidanti presenti nella radice possono inibire le cellule tumorali e prevenirne la diffusione [s49]. Per un effetto preventivo, si consiglia di integrare regolarmente la galanga nella dieta quotidiana. L'estrazione dei preziosi oli essenziali può essere ottimizzata attraverso tecnologie moderne, con la loro alta idrofobicità che richiede particolare attenzione [s48]. Questi oli trovano applicazione in vari settori, tra cui agricoltura, alimentazione, farmacia e cura del corpo. Per la salute del cuore, la galanga offre anche prospettive interessanti. La radice può abbassare i livelli di colesterolo e migliorare la circolazione sanguigna [s46]. Una bevanda rinforzante per il cuore è facile

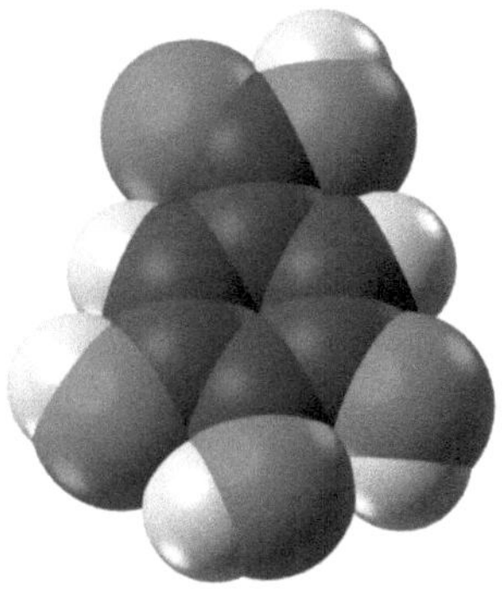

Acido gallico [i7]

da preparare: combina la polvere di galanga con acqua calda e un pizzico di cannella.

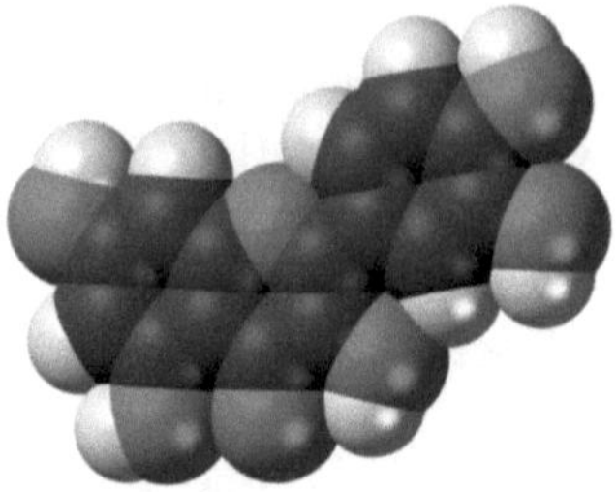

Quercetina [i8]

Glossario

Antipiretico
Un effetto febbrifugo dei rimedi che normalizza la temperatura corporea in caso di valori elevati.

Carminativo
Una proprietà dei rimedi che riduce i gas intestinali e favorisce la loro espulsione.

Idrofobia
La proprietà di sostanze di respingere l'acqua o di non mescolarsi con essa. Queste sostanze sono anche definite idrofobe o lipofile.

Zingiberaceae
Una famiglia di piante delle zingiberacee, che comprende molte piante aromatiche. La famiglia comprende circa 50 generi e oltre 1.300 specie, che si trovano principalmente in regioni tropicali e subtropicali.

2. 1. 4. Radice di liquirizia come spezia

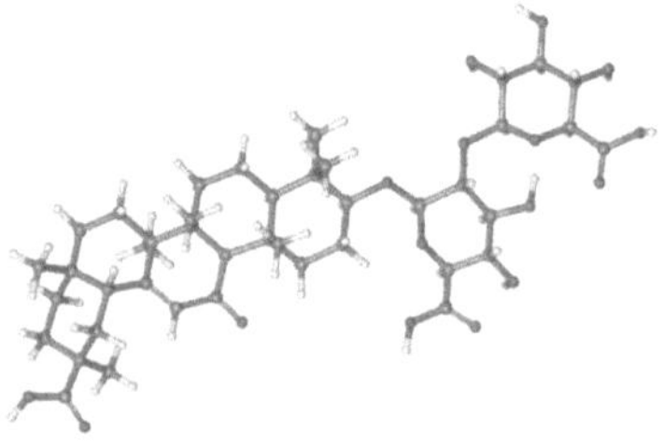

Glicirrizina [i9]

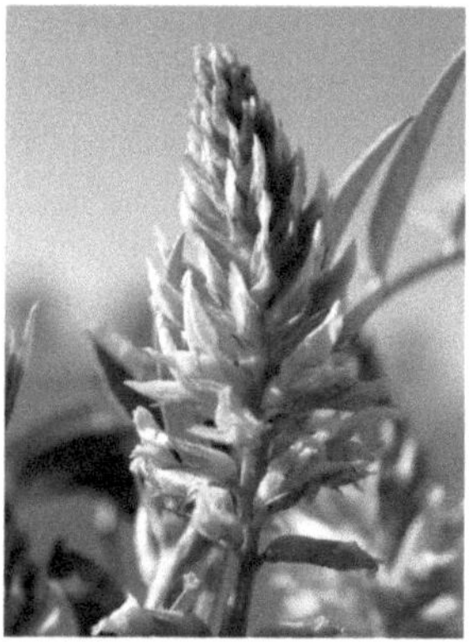

Radice di liquirizia [i10]

La radice di liquirizia (Glycyrrhiza glabra) è una spezia radice affascinante con una storia notevole che risale all'antichità [s51]. La sua area di diffusione principale si estende attraverso la Grecia, la Turchia e l'Asia occidentale, dove viene coltivata come pianta perenne [s51]. Il sapore caratteristico ricorda una miscela di anice e finocchio [s52], con il principio attivo Glicirrizina responsabile della dolcezza intensa - è circa 50 volte più dolce dello zucchero comune [s51]. In cucina, la radice di liquirizia può essere utilizzata in modo versatile. Per preparare un tè aromatico, ad esempio, è possibile versare acqua calda su piccoli pezzi di radice essiccata e lasciare in infusione per circa 10 minuti. La radice è anche eccellente per arricchire dessert o come dolcificante naturale nelle bevande. Un consiglio pratico: utilizzare la radice in combinazione con altre spezie come la cannella o l'anice stellato per ottenere note di sapore più complesse. Le proprietà medicinali della radice di liquirizia sono impressionantemente varie. Essa ha effetti antinfiammatori, antibatterici, antivirali e antiossidanti [s53]. Particolarmente degna di nota è la sua azione come Espettorante - aiuta a rimuovere il muco in eccesso dalle vie respiratorie [s51]. In caso di sintomi da raffreddamento, è possibile preparare un tè per la tosse lenitivo: combinare la radice di liquirizia con zenzero fresco e una fetta di limone. Nella medicina tradizionale cinese, la radice di liquirizia è apprezzata come Adaptogeno, che aumenta la resistenza allo stress del corpo [s51]. Per un effetto equilibrante, si consiglia l'assunzione regolare di tè di liquirizia, idealmente al mattino o nel primo pomeriggio. Si noti che un'assunzione eccessiva dovrebbe essere evitata. La radice è anche utilizzata nel trattamento dei disturbi gastrointestinali. Può avere un effetto lenitivo su ulcere gastriche e duodenali [s53]. Un tè digestivo calmante può essere facilmente preparato: combinare la radice di liquirizia con menta piperita e fiori di camomilla. Nella cosmetica, la radice di liquirizia è apprezzata per le sue proprietà schiarenti e migliorative dell'elasticità della pelle [s53]. È possibile preparare una maschera viso nutriente mescolando polvere di radice di liquirizia con miele e un po' di yogurt. L'importanza della radice di liquirizia nella medicina ayurvedica e Siddha sottolinea la sua versatilità come rimedio [s54]. Tradizionalmente, viene utilizzata in diverse preparazioni, spesso in combinazione con altre piante medicinali. Una ricetta ayurvedica classica è la combinazione di radice di liquirizia con Tulsi (basilico sacro) e zenzero come tonico rinforzante. Quando si utilizza la radice di liquirizia, è importante considerare alcuni aspetti fondamentali. Per una conservazione ottimale, conservare le radici essiccate in un luogo fresco e asciutto in un contenitore ermetico. Le radici possono mantenere il loro potere aromatico per diversi mesi. L'integrazione della radice di liquirizia nella dieta moderna offre opportunità interessanti. È possibile, ad esempio, creare una bevanda estiva rinfrescante combinando tè di liquirizia con menta e limone e servendola fredda. Anche come dolcificante naturale in frullati o dessert, la radice può essere utilizzata in modo creativo.

Glossario

Adaptogeno
Sostanze naturali che aiutano il corpo ad adattarsi meglio a stress fisici ed emotivi e aumentano la resilienza.

Espettorante
Un principio attivo o farmaco che supporta l'espulsione del muco dai bronchi e dai polmoni e facilita la tosse.

Glicirrizina
Un dolcificante naturale derivato dalla radice di liquirizia, noto anche come E958, utilizzato nell'industria alimentare come dolcificante.

2. 1. 5. Rafano nell'Ayurveda

Nel contesto ayurvedico, il rafano (Sanskrit: Vajramula) è classificato come una spezia potente con forti proprietà riscaldanti [s55]. La sua intensità piccante e il suo effetto penetrante lo rendono uno strumento importante nella medicina ayurvedica, specialmente per stimolare il fuoco digestivo (agni) e riattivare i processi stagnanti nel corpo. La tradizione ayurvedica apprezza particolarmente il rafano per la sua capacità di stimolare in modo sostenibile il fuoco digestivo. Questo è particolarmente evidente nella pratica con persone che hanno una digestione lenta [s55]. Un consiglio pratico è la preparazione di una pasta di spezie che favorisce la digestione: si mescola rafano grattugiato fresco con un pizzico di sale e un po' di succo di limone. Anche una piccola quantità di questa pasta prima del pasto può aumentare notevolmente la forza digestiva. Nella terapia di purificazione ayurvedica, il rafano gioca un ruolo importante nell'eliminazione di ama (sostanze di scarto metabolico non digerite e tossine) [s55]. La sua piccantezza penetrante aiuta a sciogliere e rimuovere i depositi ostinati. Un consiglio pratico per un'applicazione purificante: mescolare un cucchiaino di rafano grattugiato fresco con acqua calda e bere questa miscela al mattino a stomaco vuoto. Particolarmente notevole è l'azione del rafano nelle infezioni del tratto urinario [s56]. I composti bioattivi contenuti possono combattere efficacemente i batteri patogeni e prevenire la loro penetrazione nelle cellule. Per un'applicazione di supporto nelle infezioni del tratto urinario, si consiglia di preparare una bevanda terapeutica: mescolare mezzo cucchiaino di rafano grattugiato fresco con un bicchiere di acqua calda e un po' di miele. La medicina ayurvedica sottolinea anche l'importanza della corretta dosaggio e della costituzione individuale. Le persone con un pittadosha dominante dovrebbero consumare il rafano con moderazione, poiché il suo effetto riscaldante può portare a squilibri. Un consiglio equilibrante: combinare il rafano con erbe rinfrescanti come il coriandolo o la menta. Per un'efficace conservazione e utilizzo del rafano fresco, ci sono alcune indicazioni importanti: la radice deve essere soda e non danneggiata, senza macchie scure e conservata in un luogo fresco. Il rafano grattugiato perde rapidamente intensità, quindi dovrebbe sempre essere preparato fresco. Un consiglio pratico per la conservazione: avvolgere il rafano non lavorato in un panno umido e conservarlo nel cassetto delle verdure del frigorifero. L'uso tradizionale del rafano si estende anche all'applicazione esterna. In caso di dolori muscolari e disturbi reumatici, una compressa di rafano può fornire sollievo. Per questo, il rafano grattugiato fresco viene avvolto in un sottile panno di cotone e applicato sulle aree interessate - ma mai per più di 15 minuti, per evitare irritazioni cutanee.

Riepilogo - 2. 1. Spezie da radice

- Lo zenzero è stato introdotto nel bacino del Mediterraneo già nel I secolo d.C.
- I gingeroli bioattivi presenti nello zenzero mostrano effetti promettenti nel trattamento del diabete di tipo 2.
- La curcuma contiene circa il 3% di composti bioattivi.
- La combinazione di curcuma con pepe nero aumenta la biodisponibilità fino al 2000%.
- La curcuma promuove l'apoptosi delle cellule tumorali e inibisce la crescita dei tumori.
- Il galanga può raggiungere altezze di fino a 1,80 metri.
- 1,8-Cineolo/Eucaliptolo sono tra i principali fitochemici nel galanga.
- Gli oli essenziali del galanga si caratterizzano per la loro elevata idrofobicità.
- La glicirrizina nella radice di liquirizia è circa 50 volte più dolce dello zucchero comune.
- La radice di liquirizia agisce come adattogeno per aumentare la resistenza allo stress.
- Il rafano è chiamato Vajramula in sanscrito.
- La medicina ayurvedica utilizza il rafano per l'eliminazione dell'Ama (residui metabolici).
- Le persone con un dosha Pitta dominante dovrebbero consumare il rafano solo con moderazione.

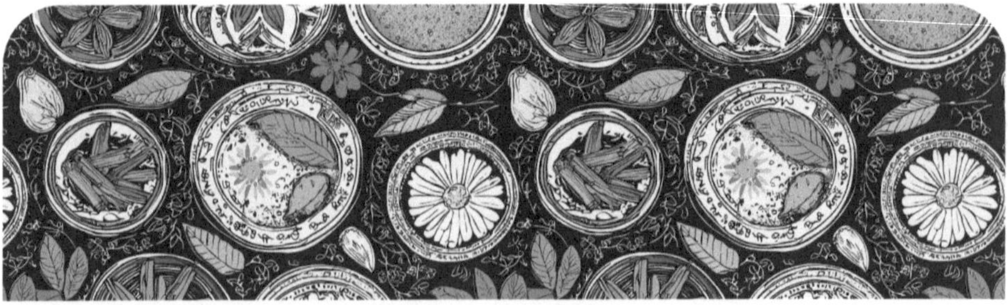

2. 2. 0. Semi e frutti

Il mondo dei semi e dei frutti nella scienza delle spezie ayurvediche apre uno spettro affascinante di aromi, effetti curativi e possibilità culinarie. Ma cosa rende queste parti vegetali così speciali? Come si sviluppano in esse le note di sapore caratteristiche che plasmano i nostri piatti? Dalla "regina delle spezie" cardamomo ai versatili semi di coriandolo fino al comune pepe nero, ciascuna di queste spezie racchiude la propria storia e specifiche proprietà. La combinazione di conoscenze tradizionali e moderne scoperte scientifiche mette in luce continuamente nuovi aspetti del loro funzionamento. Particolarmente interessante è la questione di come queste spezie non solo influenzino il sapore, ma possano anche sviluppare effetti terapeutici. I capitoli seguenti esaminano in dettaglio le singole spezie e mostrano come le loro molteplici proprietà possano essere sfruttate al meglio.

„I semi di coriandolo sviluppano, a differenza delle foglie fresche, un aroma completamente autonomo, caldo e speziato, con leggere note di limone."

2. 2. 1. Cardamomo e la sua varietà

Il cardamomo, noto anche come "regina delle spezie" [s57], appartiene alla famiglia delle Zingiberaceae (zingiberaceae) e vanta una storia di utilizzo millenaria che risale al 4000 a.C. [s57]. Questa affascinante pianta aromatica, originaria dell'India [s58], si presenta in una notevole varietà, che può essere suddivisa principalmente in due varianti principali: il cardamomo verde (Elettaria) e il cardamomo nero (Amomum) [s59]. La pianta stessa cresce come un'erba perenne con rizomi carnosi Rhizomen e foglie a forma di spada. I suoi fiori bianchi, con sfumature rosa, si sviluppano nei caratteristici frutti [s60]. Nella coltivazione, il cardamomo si dimostra esigente: preferisce un terreno moderatamente umido fino a bagnato e prospera meglio in ombra parziale [s60]. Molti agricoltori si affidano a metodi di coltivazione sostenibili e biologici [s59], contribuendo così all'alta qualità del prodotto finale. Le differenze tra le due varianti principali sono notevoli: il cardamomo verde si distingue per le piccole capsule triangolari di colore verde chiaro e affascina con il suo aroma dolce e floreale. La variante nera, invece, si presenta in capsule più grandi e allungate di colore marrone, con un sapore caratteristicamente affumicato e terroso [s59]. Nel cardamomo verde si distinguono inoltre tre varietà naturali: Malabar, Mysore e Vazhuka [s61]. Nell'applicazione pratica, la versatilità del cardamomo si manifesta in modo particolarmente evidente. Per risultati di gusto ottimali, si consiglia di utilizzare il cardamomo verde in dessert, prodotti da forno e piatti a base di riso. Un consiglio pratico: macinare i semi poco prima dell'uso per preservare il pieno aroma. Il cardamomo nero, invece, sprigiona il suo pieno potenziale in piatti salati come curry di carne e zuppe [s59]. Un esempio particolarmente popolare è l'uso nella preparazione tradizionale del Masala Chai, dove il cardamomo verde esprime la sua nota caratteristica [s61]. Gli aspetti salutari del cardamomo sono impressionantemente vari. La pianta contiene importanti componenti bioattivi come Diindolylmethan (DIM) e Indolo-3-Carbinolo (IC3) [s57], che mostrano potenziali proprietà anti-cancro. Il Cineolo presente supporta il corpo nella lotta contro virus, batteri e infezioni fungine [s62]. Nella medicina ayurvedica, il cardamomo è tradizionalmente utilizzato per una varietà di disturbi, dai problemi digestivi alle malattie respiratorie fino al trattamento delle infezioni gengivali [s63]. È interessante notare che il Guatemala, accanto alle tradizionali aree di coltivazione asiatiche, si è affermato come uno dei principali produttori ed esportatori, con la qualità guatemalteca spesso considerata superiore [s58]. Ciò sottolinea l'importanza globale di questa preziosa spezia. Per la conservazione pratica, si consiglia di riporre il cardamomo in contenitori ermetici in un luogo fresco e buio. Le capsule rimangono aromatiche più a lungo rispetto ai semi macinati. Un ulteriore consiglio pratico: per un aroma più intenso, le capsule di cardamomo possono essere leggermente tostate in una padella asciutta prima dell'uso. La combinazione con altre spezie come cannella, noce moscata e chiodi di garofano [s64] apre ulteriori dimensioni di sapore. Un esempio pratico è la preparazione del tradizionale Garam Masala, dove il cardamomo nero esprime particolarmente la sua nota speziata [s61].

2. 2. 2. Semi di coriandolo e i loro effetti

I semi di coriandolo, i frutti maturi del coriandolo (Coriandrum sativum L.), sono tra le spezie più antiche conosciute e si distinguono per la loro notevole versatilità nella medicina tradizionale e in cucina [s65]. A differenza delle foglie fresche, i semi sviluppano un aroma caldo e speziato, con leggere note di limone. L'effetto terapeutico dei semi di coriandolo si basa sulla loro ricca composizione di sostanze bioattive. Particolarmente degno di nota è l'olio essenziale con il suo componente principale Linalool, così come vari polifenoli, steroli e tocole [s66]. Questi ingredienti conferiscono ai semi le loro impressionanti proprietà salutari. Nella tradizione ayurvedica, i semi di coriandolo sono particolarmente apprezzati per i disturbi digestivi. Hanno un effetto digestivo e possono alleviare gonfiore e sensazione di pienezza [s67]. Un consiglio pratico è la preparazione di un tè al coriandolo: per questo, si versano circa due cucchiaini di semi leggermente tostati e schiacciati con acqua bollente e si lascia in infusione per 10 minuti. Questo tè può essere bevuto dopo i pasti per supportare la digestione. È notevole anche l'azione antinfiammatoria dei semi di coriandolo [s67]. Questa caratteristica li rende particolarmente preziosi nel trattamento di varie malattie infiammatorie. Nella pratica tradizionale, vengono utilizzati, ad esempio, per le infezioni del tratto urinario, le malattie respiratorie e i problemi della pelle [s65]. Ricerche recenti mostrano risultati promettenti nel campo della regolazione del metabolismo. I semi di coriandolo possono abbassare i livelli di zucchero nel sangue e migliorare la sensibilità all'insulina [s66]. Per le persone con diabete di tipo 2, l'assunzione regolare di semi di coriandolo potrebbe quindi avere un effetto benefico. Un approccio pratico è l'integrazione di semi di coriandolo macinati nella dieta quotidiana, ad esempio come spezia nei curry o come ingrediente nelle miscele per il pane. Particolare attenzione merita anche l'effetto positivo sul sistema cardiovascolare. I semi possono contribuire a ridurre i livelli elevati di colesterolo e hanno proprietà regolatrici della pressione sanguigna [s68]. In cucina, i semi di coriandolo

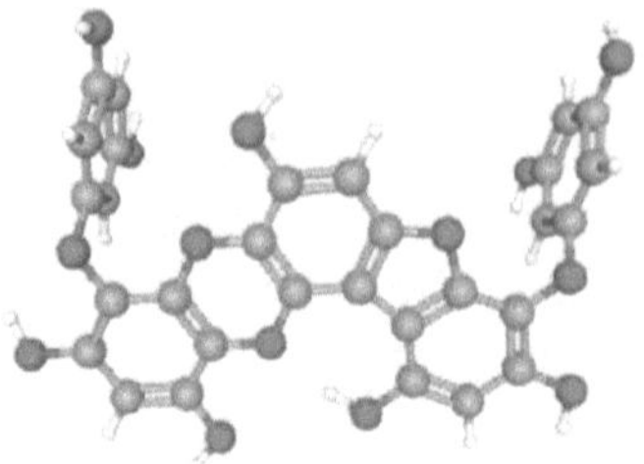

Polifenoli [i11]

possono essere utilizzati in modo versatile - dalla raffinazione di piatti a base di carne e pesce fino all'aromatizzazione di bevande e dolci [s67]. Per le donne, i semi di coriandolo sono particolarmente interessanti, poiché vengono tradizionalmente utilizzati per i disturbi mestruali e possono favorire la produzione di latte nelle madri che allattano [s68]. Un rimedio casalingo collaudato è la combinazione di semi di coriandolo con finocchio e cumino come tè benefico. Per un utilizzo ottimale delle proprietà curative, è fondamentale la corretta conservazione e lavorazione. I semi devono essere conservati in un luogo asciutto e al riparo dalla luce. Per sprigionare il loro aroma, è meglio tostarli brevemente in una padella senza grassi poco prima dell'uso e poi macinarli nel mortaio. Studi più recenti suggeriscono anche un potenziale antitumorale dei semi di coriandolo [s68]. Sebbene questi risultati di ricerca necessitino di ulteriori indagini, sottolineano i molteplici aspetti salutari di questa spezia tradizionale. L'effetto calmante dei semi di coriandolo li rende un prezioso rimedio naturale per l'ansia e i disturbi del sonno [s65]. Un consiglio per un rituale serale rilassante è la preparazione di un tè al coriandolo e lavanda prima di andare a letto.

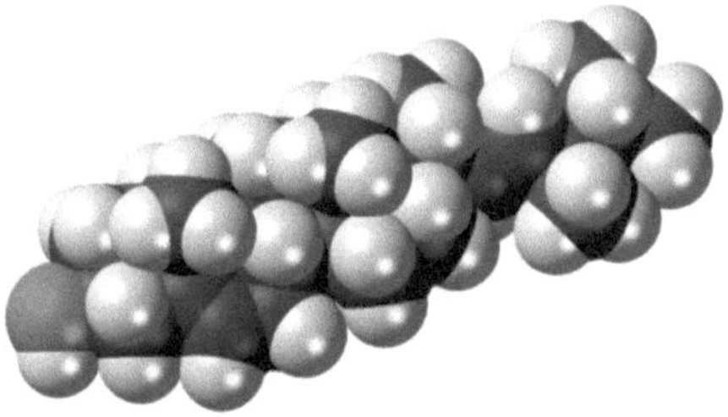

Steroli [i12]

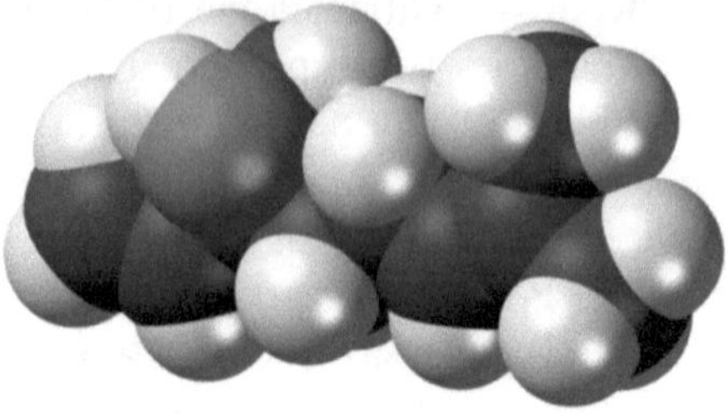

Linalolo [i13]

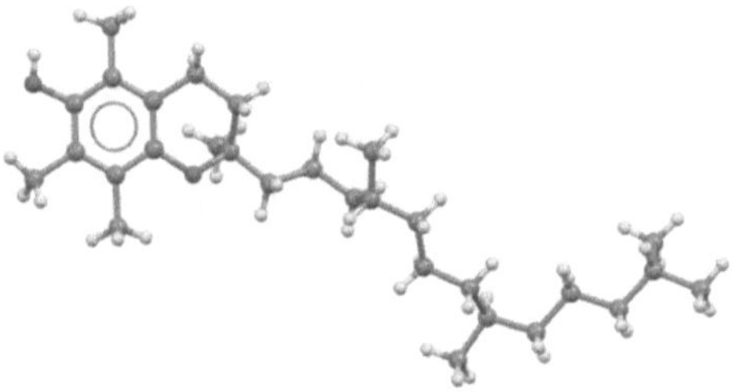

Tocoli [i14]

Glossario

Linalool
Un alcol terpenico di origine naturale, presente non solo nel coriandolo, ma anche nella lavanda e nel basilico. Ha una nota floreale e fresca ed è utilizzato in aromaterapia per il rilassamento.

Polifenolo
Sostanze vegetali secondarie con effetto antiossidante, che servono a proteggere le cellule vegetali e svolgono un ruolo importante come catturatori di radicali liberi nella dieta umana.

Sterolo
Sostanze grasse vegetali che assomigliano strutturalmente al colesterolo e svolgono un ruolo importante per la stabilità nella membrana vegetale.

Tocol
Un gruppo di vitamine liposolubili, che comprende diverse forme di vitamina E. Proteggono le membrane cellulari dai danni ossidativi.

2. 2. 3. Cumino come spezia base

Il cumino (Cuminum cyminum) è una delle spezie fondamentali più antiche e significative della cucina e della medicina ayurvedica [s69]. Come pianta annuale della famiglia delle Ombrellifere, produce i caratteristici semi aromatici, distintivi per il loro aroma unico - una combinazione di note nocciolate e pepate [s69] [s70]. Nell'applicazione pratica, l'importanza del cumino si manifesta soprattutto nella preparazione dei piatti base. Un esempio classico è la preparazione tradizionale del riso: qui i semi di cumino vengono prima tostati in ghee o olio, fino a sprigionare il loro aroma, prima di aggiungere il riso [s71]. Questo processo, noto anche come "Tadka" o "Chaunk", costituisce la base aromatica di molti piatti. È importante non tostare i semi troppo a lungo: non appena iniziano a sprigionare il loro profumo e a cambiare leggermente colore, hanno raggiunto il punto ottimale. L'importanza nutrizionale del cumino è notevole. I semi sono ricchi di nutrienti essenziali come ferro, zinco e rame [s71]. Particolarmente degno di nota è l'alto contenuto di ferro, che può contribuire a prevenire la carenza di ferro [s72]. Le fibre, le proteine e i grassi sani presenti rendono il cumino un componente prezioso di una dieta equilibrata [s72]. Nella medicina ayurvedica, il cumino è particolarmente apprezzato per le sue proprietà digestive [s71]. Dopo pasti pesanti, questa spezia aiuta a sostenere la digestione e a prevenire disturbi come il gonfiore. Un consiglio pratico dall'applicazione tradizionale è la preparazione di un tè digestivo: per questo, un cucchiaino di semi di cumino leggermente tostati viene versato con acqua calda e lasciato in infusione per circa 10 minuti. Le proprietà antiossidanti del cumino si basano sui suoi composti fenolici [s72]. Queste sostanze bioattive contribuiscono ai benefici per la salute e supportano i meccanismi di difesa del corpo. Nella cucina moderna, il cumino si è affermato come ingrediente indispensabile nelle miscele di spezie [s70]. Dona ai curry, alle zuppe e agli stufati una profondità e complessità di sapore caratteristica. Per una conservazione ottimale, è consigliabile riporre i semi in un contenitore ermetico in un luogo fresco e buio. Per preservare il pieno aroma, i semi dovrebbero essere macinati solo poco prima dell'uso. Un consiglio pratico in cucina: tostate una maggiore quantità di semi di cumino in una sola volta e conservateli in un contenitore separato - in questo modo avrete sempre a disposizione il loro intenso aroma. Nella cucina moderna, il cumino trova molteplici utilizzi, da piatti tradizionali a creazioni fusion innovative. Un esempio popolare è il miglioramento dell'hummus o di altre salse, dove il cumino tostato e macinato contribuisce sia al sapore che ai benefici per la salute [s73].

2. 2. 4. Semi di finocchio e applicazione

I semi di finocchio, i frutti maturi del finocchio (Foeniculum vulgare), sono tra le spezie più antiche conosciute e si distinguono per le loro molteplici possibilità di utilizzo nella medicina e nella cucina ayurvedica [s74]. Con il loro profilo di gusto caratteristicamente dolce, speziato e leggermente amaro [s74], nonché la loro nota di anice [s75], offrono uno spettro aromatico unico. Nella tradizione ayurvedica, i semi di finocchio occupano una posizione speciale, poiché sono considerati un'erba tridoshica in grado di armonizzare tutti e tre i doshas [s76] [s74]. Questo effetto equilibrante li rende uno strumento terapeutico prezioso nella prevenzione della salute olistica. Particolarmente notevole è la loro azione positiva sul sistema digestivo: rafforzano il fuoco digestivo (agni) e alleviano vari disturbi gastrointestinali come gonfiore e problemi digestivi [s74]. Una tradizione nella cultura indiana, facilmente integrabile nella vita moderna, è quella di masticare alcuni semi di finocchio dopo i pasti [s76]. Questa pratica non solo supporta la digestione, ma contribuisce anche alla salute orale e può combattere l'alito cattivo [s77]. Per una pratica comoda, è consigliabile portare con sé una piccola scatola di semi di finocchio. L'effetto terapeutico dei semi di finocchio si basa sulla loro impressionante composizione nutrizionale. Sono ricchi di vitamine, minerali e antiossidanti [s74], che contribuiscono alla salute generale. Le loro proprietà diuretiche e antispasmodiche [s76] li rendono un rimedio naturale prezioso. Particolarmente interessante è la loro capacità di alleviare le congestioni polmonari [s76], rendendoli un valido supporto in caso di malattie respiratorie. Per le madri che allattano, i semi di finocchio sono particolarmente preziosi, poiché possono favorire la produzione di latte [s76]. Un consiglio pratico è la preparazione di un tè di finocchio: si versano uno o due cucchiaini di semi leggermente tostati in acqua bollente e si lascia in infusione per circa 10 minuti. Questo tè può essere bevuto più volte al giorno. In cucina, la versatilità dei semi di finocchio si manifesta in modo particolarmente evidente. Sono eccellenti per arricchire le zuppe di fagioli [s76], dove non solo offrono un sapore delizioso, ma anche le loro proprietà digestive si esprimono al meglio. Un consiglio pratico per la preparazione: i semi dovrebbero essere leggermente tostati prima dell'uso per sprigionare il loro aroma completo. Ricerche recenti indicano che i semi di finocchio possono anche supportare la perdita di peso, stimolando il metabolismo e riducendo la sensazione di fame [s74]. Questa caratteristica li rende un interessante rimedio naturale nell'ambito di una dieta equilibrata. Le proprietà antimicrobiche dei semi di finocchio [s75] ampliano ulteriormente il loro campo di applicazione. Nella pratica, possono essere utilizzati, ad esempio, come conservante naturale in miscele di spezie fatte in casa. Per una conservazione ottimale, i semi di finocchio dovrebbero essere riposti in un contenitore ermetico in un luogo fresco e buio. Per preservare al meglio il loro effetto terapeutico e il loro aroma, è consigliabile macinare o tritare i semi poco prima dell'uso.

Glossario

antispasmodico
Un effetto antispasmodico che rilassa le contrazioni muscolari involontarie e allevia le tensioni

diuretico
Un effetto diuretico che favorisce l'espulsione di acqua e sali attraverso i reni

2. 2. 5. Pepe nero come spezia

Il pepe nero (Piper nigrum) non è solo la spezia più comunemente utilizzata al mondo [s78], ma vanta anche una tradizione millenaria nella medicina ayurvedica, che risale a circa 6000 a.C. [s79]. La sua importanza si riflette nella sua considerevole quota nel commercio globale delle spezie, dove insieme al pepe lungo rappresenta circa il 35% del volume commerciale [s79]. Il caratteristico sapore piccante e l'effetto terapeutico del pepe nero si basano principalmente sul suo contenuto di piperina, che varia tra il 3-9% [s79]. Questo alcaloide bioattivo non solo conferisce alla spezia il suo tipico piccante, ma è anche responsabile delle sue molteplici azioni fisiologiche. Un aspetto affascinante è la capacità della piperina di aumentare la biodisponibilità di varie sostanze [s78]. Ciò rende il pepe nero un prezioso alleato sia in cucina che nella medicina. Nell'applicazione pratica, l'importanza del pepe nero si manifesta soprattutto nella preparazione dei cibi. Un consiglio utile in cucina è quello di macinare il pepe poco prima di servire i piatti, poiché in questo modo si sprigiona al meglio il suo aroma. Particolarmente interessante è la combinazione con cibi ricchi di grassi, dove il pepe non solo convince per il suo sapore, ma supporta anche la digestione. L'effetto digestivo del pepe nero si basa sulla sua capacità di stimolare la secrezione di enzimi digestivi [s78]. Un consiglio pratico dalla tradizione ayurvedica è l'uso di un pizzico di pepe nero macinato fresco in acqua calda o tè prima dei pasti, per rafforzare la potenza digestiva. Le proprietà terapeutiche del pepe nero sono impressionantemente varie. Oltre al suo effetto digestivo, mostra proprietà antiossidanti, antinfiammatorie e antimicrobiche [s78]. Nella medicina ayurvedica, viene tradizionalmente utilizzato per trattare febbri intermittenti e per promuovere la secrezione biliare [s79]. Particolare attenzione merita la capacità del pepe nero di aumentare la biodisponibilità di varie sostanze [s79]. Ciò lo rende un prezioso alleato per l'assorbimento dei nutrienti, ma richiede anche cautela nell'assunzione simultanea di farmaci, poiché il loro effetto potrebbe essere potenziato [s78]. Per una conservazione ottimale, è consigliabile acquistare pepe nero in grani interi e conservarlo in un contenitore ermetico in un luogo fresco e buio. Un consiglio pratico per la cucina: investire in un macinapepe di alta qualità con grado di macinatura regolabile, per ottenere la granulometria ottimale a seconda del piatto. Ricerche recenti indicano anche effetti positivi del pepe nero sul sistema nervoso e sul metabolismo energetico [s78]. Sebbene queste scoperte necessitino ancora di ulteriore conferma scientifica, sottolineano il potenziale di questa spezia tradizionale nella moderna prevenzione della salute. Le proprietà termogeniche della piperina [s79] rendono il pepe nero un ingrediente interessante per coloro che desiderano supportare naturalmente il proprio metabolismo. Un approccio pratico è l'integrazione di pepe nero macinato fresco nella dieta quotidiana, ad esempio come condimento per insalate o piatti caldi.

Glossario

Alcaloide
Un gruppo di composti organici contenenti azoto di origine vegetale, che spesso hanno un forte effetto fisiologico sull'organismo umano

Piperina
Un principio attivo naturale del gruppo degli alcaloidi, che si trova oltre che nel pepe anche in altre varietà di pepe e attiva recettori speciali sulla lingua che scatenano la tipica sensazione di piccantezza

termogenico
Indica sostanze o processi che contribuiscono alla produzione di calore nel corpo e possono aumentare il metabolismo basale

Riepilogo - 2. 2. Semi e frutti

- Il cardamomo appartiene alla famiglia delle Zingiberacee ed è utilizzato da 4000 a.C.
- Il Guatemala si è affermato, accanto all'Asia, come principale produttore di cardamomo.
- Il cardamomo contiene componenti bioattivi come il diindolilmetano e l'indolo-3-carbinolo con proprietà anti-cancro.
- I semi di coriandolo contengono linalolo come componente principale dell'olio essenziale.
- I semi possono ridurre i livelli di zucchero nel sangue e migliorare la sensibilità all'insulina.
- Studi recenti suggeriscono un potenziale antitumorale dei semi di coriandolo.
- Il cumino viene tradizionalmente tostato nel processo "Tadka" nel ghee.
- I composti fenolici nel cumino sono responsabili dell'azione antiossidante.
- I semi di finocchio agiscono come un'erba tridoshica, armonizzando tutti e tre i dosha.
- Le proprietà diuretiche e antispasmodiche rendono il finocchio un rimedio prezioso.
- Il pepe nero rappresenta circa il 35% del commercio globale delle spezie.
- Il contenuto di piperina del 3-9% è responsabile degli effetti fisiologici.
- La piperina aumenta la biodisponibilità di varie sostanze nel corpo.
- Le proprietà termogeniche della piperina supportano il metabolismo.

2. 3. 0. Cortecce e fiori

Scorze e fiori - cosa rende queste parti vegetali spezie così speciali? Dalla preziosa corteccia di cannella ai preziosi filamenti di zafferano, la natura offre una straordinaria varietà di tesori aromatici. Ma quali processi biochimici conferiscono loro le caratteristiche distintive? Come si sviluppano i loro effetti terapeutici nel corpo umano? La storia di queste spezie è strettamente legata allo sviluppo di diverse tradizioni curative. Mentre alcune, come la corteccia di cannella e i chiodi di garofano, sono apprezzate da millenni sia come rimedi che come condimenti culinari, altre, come lo zafferano, hanno trovato spazio nella medicina moderna. I capitoli seguenti mettono in luce le affascinanti proprietà di queste spezie - dalla loro composizione chimica alle applicazioni tradizionali fino alle attuali scoperte scientifiche. Un'attenzione particolare è rivolta al loro utilizzo pratico in cucina e nella medicina.

> *„Per un chilo (450 grammi) di zafferano sono necessari i pistilli di circa 75.000 fiori, che devono essere raccolti esclusivamente a mano."*

2. 3. 1. Corteccia di cannella e il suo utilizzo

La corteccia di cannella, ottenuta dalla corteccia interna degli alberi del genere Cinnamomum, è una delle spezie più antiche e versatili del mondo [s80]. Il suo caratteristico sapore caldo e dolce e l'aroma piacevolmente profumato [s81] la rendono un ingrediente indispensabile sia nell'applicazione culinaria che terapeutica. In cucina, la corteccia di cannella trova molteplici utilizzi. In particolare, nei prodotti da forno, nei dolci e nelle bevande, esprime il suo pieno potenziale aromatico [s81]. Per ottenere il miglior aroma, è consigliabile macinare i bastoncini di cannella interi poco prima dell'uso. Nella preparazione di bevande calde come il chai o il vin brulé, è possibile anche cuocere i bastoncini di cannella direttamente e poi rimuoverli. L'importanza medica della corteccia di cannella è impressionante e ben documentata scientificamente. Tradizionalmente, viene utilizzata per trattare disturbi digestivi come coliche, diarrea e gonfiore [s82]. In caso di lievi disturbi gastrici, ad esempio, è possibile preparare un tè alla cannella lasciando in infusione un bastoncino di cannella in acqua calda per circa 10 minuti. Tuttavia, le donne in gravidanza dovrebbero essere cautelose, poiché il tè alla cannella può provocare contrazioni uterine [s83]. Particolarmente notevoli sono gli effetti positivi sul metabolismo. Studi scientifici dimostrano che la corteccia di cannella migliora la sensibilità all'insulina e può ridurre i livelli di zucchero nel sangue nei diabetici [s80]. Per le persone con diabete di tipo 2, l'assunzione regolare di una piccola quantità di cannella (circa 1/4 a 1/2 cucchiaino) durante i pasti può essere di supporto.

La composizione chimica della corteccia di cannella è complessa e contiene principi attivi importanti come trans-Cinnamaldehyde, Eugenolo e Linalolo [s80]. Queste sostanze sono responsabili delle molteplici proprietà salutari, tra cui effetti antimicrobici, antiossidanti e antinfiammatori [s80]. Per sfruttare al meglio queste proprietà, è possibile integrare la cannella nella propria colazione a base di cereali o nei frullati. Nella medicina tradizionale, Cinnamomi cortex viene utilizzata per migliorare la circolazione sanguigna [s84].

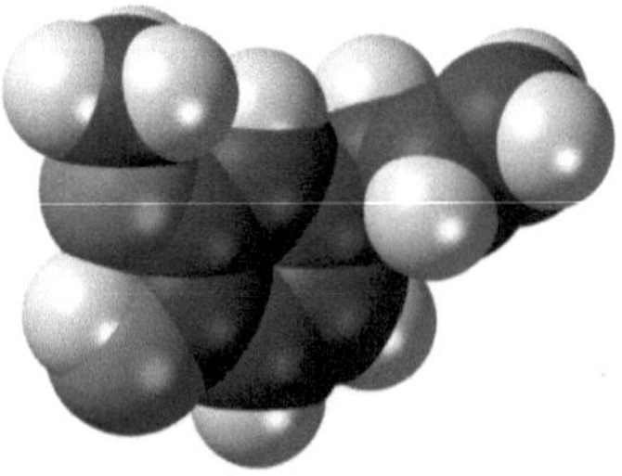

Eugenolo [i15]

Ricerche recenti mostrano risultati promettenti nel trattamento della sindrome prostatica benigna, con la corteccia di cannella che può ridurre le dimensioni della prostata [s84]. Queste scoperte aprono nuove possibilità terapeutiche. L'industria cosmetica sfrutta le proprietà antisettiche della corteccia di cannella in collutori, dentifrici, lozioni e saponi [s82]. È possibile anche preparare un collutorio naturale, preparando un tè forte alla cannella e utilizzandolo per sciacquare dopo il raffreddamento. Un altro aspetto affascinante è l'azione epatoprotettiva della corteccia di cannella, che può proteggere il fegato dai danni [s80]. Questa proprietà la rende un ingrediente prezioso in una dieta salutare. Quando si utilizza la cannella, è importante prestare attenzione alla qualità e all'origine. Le diverse varietà di cannella si differenziano per sapore e aroma [s81], con la cannella di Ceylon (Cinnamomum zeylanicum) spesso considerata la variante di qualità superiore. Per l'uso quotidiano, è consigliabile conservarla in un contenitore ermetico in un luogo buio e fresco, per preservare al meglio l'aroma. Quasi ogni parte dell'albero di cannella ha un uso medico o culinario, dalle foglie ai fiori fino alle radici [s80]. L'olio essenziale estratto dalla corteccia è un componente importante in alimenti, liquori, profumi e medicinali [s81].

Glossario

Cinnamomi cortex
Denominazione latina per la corteccia di cannella essiccata, utilizzata in farmacia e medicina come designazione standardizzata

Cinnamomum
Un genere di piante della famiglia delle Lauracee, che comprende circa 250 specie diverse e che è principalmente originario delle regioni tropicali e subtropicali dell'Asia

Eugenol
Un composto chimico naturale con odore di chiodi di garofano, utilizzato anche come anestetico locale in odontoiatria

Linalool
Un alcol naturale con profumo floreale, che presenta proprietà calmanti e rilassanti

trans-Cinnamaldehyd
Un composto aromatico organico che causa l'odore caratteristico della cannella e costituisce fino al 75% dell'olio essenziale di cannella

2. 3. 2. Chiodi di garofano come spezia curativa

I boccioli di fiori essiccati dei chiodi di garofano sono tra le spezie curative più efficaci della medicina tradizionale [s85]. La loro impressionante gamma terapeutica li rende un componente prezioso nella prevenzione e nel trattamento olistico di vari disturbi. Particolarmente notevole è l'eccezionalmente alto contenuto di antioxidantien, che colloca i chiodi di garofano al vertice di tutte le spezie e le erbe studiate [s86]. Questa forte azione antiossidante li rende un mezzo efficace nella lotta contro i radicali liberi e lo stress ossidativo. Per beneficiare di queste proprietà, è possibile mescolare quotidianamente una piccola quantità di chiodi di garofano macinati nel proprio frullato o muesli. Già una punta di coltello è sufficiente per trarre vantaggio dagli effetti salutari. Le proprietà analgesiche e antiseptiche dei chiodi di garofano [s85] li rendono un rimedio casalingo collaudato per il mal di denti e le infiammazioni nella cavità orale. Ad esempio, è possibile preparare un tè concentrato di chiodi di garofano e sciacquare la bocca più volte al giorno. Per farlo, versate 3-4 chiodi di garofano interi con acqua bollente e lasciate in infusione per 10 minuti. In alternativa, in caso di mal di denti acuto, un singolo chiodo di garofano può essere posizionato delicatamente sulla zona dolente. Nella medicina tradizionale, i chiodi di garofano sono stati utilizzati per secoli per trattare vari disturbi [s87]. La loro azione carminativa li rende un mezzo efficace per i disturbi digestivi [s85]. È facile preparare un tè digestivo benefico: combinare 2-3 chiodi di garofano con una fetta di zenzero fresco e un bastoncino di cannella, versare la miscela con acqua calda e lasciarla in infusione per 5-7 minuti. Gli effetti farmacologici dei chiodi di garofano sono molteplici e ben documentati scientificamente [s87]. Le loro proprietà antinfiammatorie possono avere un effetto di supporto in diverse malattie. Per sfruttare al meglio questo effetto, si consiglia un uso regolare ma moderato in cucina. I chiodi di garofano si abbinano perfettamente, ad esempio, con verdure invernali come il cavolo rosso o possono essere utilizzati per insaporire marinature. Quando si utilizzano i chiodi di garofano come rimedio, è importante prestare attenzione alla qualità e al dosaggio. I chiodi di garofano interi devono essere conservati in un luogo buio, asciutto e sigillato ermeticamente per preservare i loro preziosi principi attivi. Per la maggior parte delle applicazioni, sono sufficienti piccole quantità, poiché i chiodi di garofano sono molto intensi. Nella preparazione di tè curativi, non dovrebbero essere utilizzati più di 3-4 chiodi per tazza. Le molteplici possibilità di utilizzo dei chiodi di garofano in vari sistemi di medicina tradizionale [s86] testimoniano la loro particolare importanza come spezia curativa. Dalla medicina ayurvedica alla medicina tradizionale cinese, sono apprezzati e trovano applicazione in diverse preparazioni di rimedi. Questa esperienza secolare è confermata e ampliata da moderne scoperte scientifiche. Per un effetto ottimale, i chiodi di garofano dovrebbero essere utilizzati freschi e macinati. I chiodi interi possono essere tritati, se necessario, in un macinino per spezie o in un mortaio. In questo modo, gli oli essenziali e i principi attivi preziosi vengono preservati al meglio. In cucina, è possibile utilizzare i chiodi di garofano in modo creativo, ad esempio in chutney piccanti o salse saporite, per combinare le loro proprietà salutari con il piacere culinario.

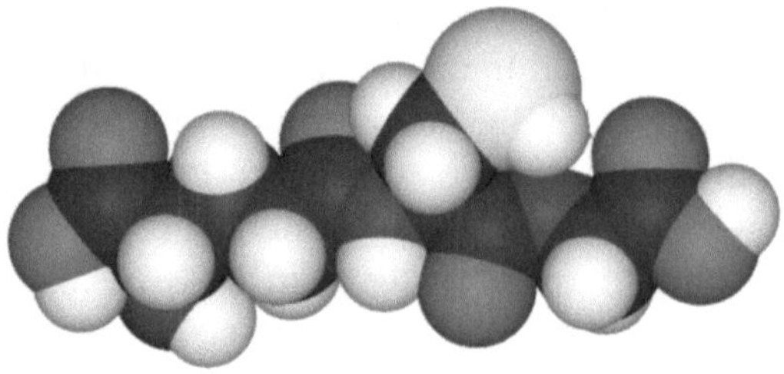

Antiossidanti [i16]

Glossario

antiseptico

Proprietà che inibisce la crescita e la riproduzione di microrganismi come batteri e funghi o li uccide.

farmacologico

Si riferisce alla scienza dell'azione delle sostanze sugli organismi viventi, in particolare a come queste vengono assorbite, elaborate ed espulse dal corpo.

2. 3. 3. Fiori di noce moscata e le loro proprietà

I fiori di noce moscata, una spezia affascinante proveniente dalla regione delle Molucche in Indonesia, non sono botanicamente un vero fiore, ma il rivestimento del seme essiccato (Arillus) della noce moscata [s88]. Questo involucro carnoso di un rosso brillante circonda il nocciolo della noce moscata e si trasforma in una struttura fragile di colore giallo-bruno durante l'essiccazione [s89]. L'albero della noce moscata, un sempreverde che può raggiungere i 10 metri di altezza, produce grandi frutti ovali che ci offrono due preziose spezie [s90]. I fiori dell'albero mostrano una distribuzione sessuale interessante: sono per lo più unisessuali e dioici, con i fiori femminili unicarpellat e uniovulat, mentre quelli maschili sono composti da 2-60 antere fuse [s89]. Il periodo principale di raccolta va da giugno ad agosto [s91]. La composizione chimica dei fiori di noce moscata è impressionantemente variegata. Contiene importanti composti bioattivi come vitamine, carotenoidi, terpenoidi, alcaloidi, flavonoidi e fenoli [s92]. Questi ingredienti conferiscono ai fiori di noce moscata le loro caratteristiche proprietà terapeutiche. Per sfruttare al meglio questi preziosi componenti, è consigliabile conservare i fiori di noce moscata in un luogo buio e in un contenitore ermetico. Il profilo aromatico dei fiori di noce moscata è nettamente diverso da quello della noce moscata: è più delicato e floreale [s88]. Il sapore è descritto come piccante e leggermente amaro, con una nota calda, nocciolata e leggermente dolce [s91] [s93]. Per una migliore espressione dell'aroma, è consigliabile macinare o grattugiare i fiori di noce moscata poco prima dell'uso. Nella tradizione ayurvedica, ai fiori di noce moscata viene attribuito un effetto equilibrante sui dosha Vata e Kapha, mentre un consumo eccessivo può accentuare il dosha Pitta [s93]. Per un'applicazione ayurvedica equilibrata, si consiglia una dose moderata di massimo un pizzico per porzione. Le proprietà terapeutiche dei fiori di noce moscata sono molteplici e scientificamente documentate. Hanno effetti antimicrobici, antiossidanti, antifungini, antispastici e protettivi per il fegato [s92]. In caso di mal d'auto, masticare o succhiare piccole quantità di fiori di noce moscata può alleviare i sintomi [s90]. Anche in caso di disturbi digestivi, in particolare di gonfiore, i fiori di noce moscata possono essere utili. Nell'applicazione pratica, i fiori di noce moscata possono essere utilizzati in vari modi. Per un tè digestivo, è possibile versare un pizzico di fiori di noce moscata macinati in acqua calda e lasciare in infusione per 5-7 minuti. In cucina, si abbina particolarmente bene a piatti salati, salse e zuppe. Si raccomanda di usare meno, poiché l'aroma intenso si esprime già in piccole quantità. L'industria dei profumi apprezza i fiori di noce moscata per la loro nota olfattiva caratteristica [s90]. È possibile preparare anche un bagno aromatico rilassante aggiungendo alcune gocce di olio di fiori di noce moscata all'acqua del bagno. Questo può contribuire particolarmente al relax serale. Per garantire la qualità ottimale, è importante prestare attenzione all'aspetto al momento dell'acquisto: i fiori di noce moscata freschi e di alta qualità dovrebbero presentare una leggera lucentezza dovuta al loro contenuto naturale di olio [s88]. È meglio conservare la spezia in un contenitore ermetico in un luogo fresco e buio per proteggere i preziosi ingredienti.

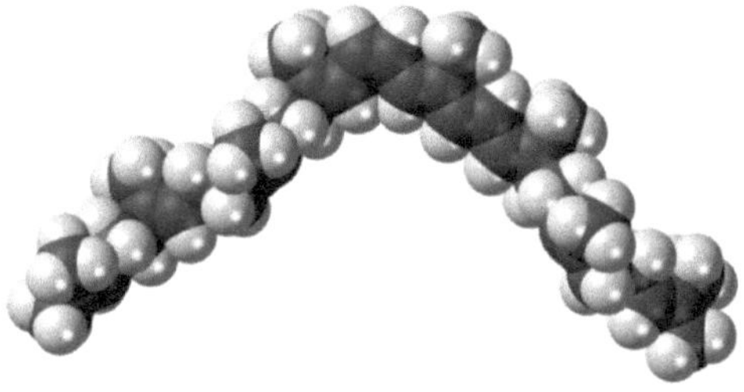

Carotenoidi [i17]

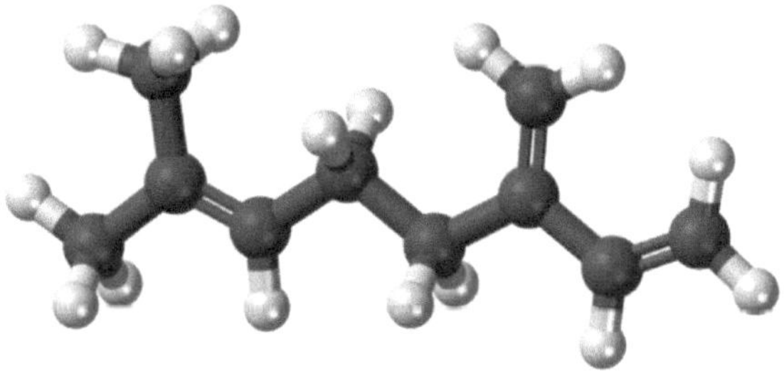

Terpenoidi [i18]

Glossario

Anthere

Sacche polliniche di un fiore, in cui vengono formate le cellule sessuali maschili (polline). Si trovano all'estremità dei filamenti.

Arillus

Un rivestimento carnoso del seme che circonda i semi in alcune piante. Si sviluppa dopo la fecondazione dal cordone ombelicale e spesso serve alla dispersione tramite animali.

Carotinoid

Coloranti naturali responsabili delle colorazioni gialle a rosse e che agiscono come antiossidanti. Sono solubili in grasso e resistenti al calore.

Terpenoid

Sostanze vegetali naturali responsabili dell'odore e del sapore, spesso con proprietà antibatteriche e antinfiammatorie.

unicarpellat

Descrive un fiore che possiede solo un singolo carpello, il che rappresenta una peculiarità evolutiva nelle piante.

uniovulat

Indica i carpelli che contengono solo un'unica ovula, tipico di alcune famiglie di piante.

2. 3. 4. Zafferano come spezia preziosa

Lo zafferano, ottenuto dagli stigmi dei fiori del Crocus sativus, è considerato la spezia più preziosa e costosa al mondo [s94]. La sua esclusività è dovuta al complesso processo di raccolta: per un solo chilo (circa 450 grammi) di zafferano sono necessari gli stigmi di circa 75.000 fiori, che possono essere raccolti esclusivamente a mano [s94]. La storia della coltivazione dello zafferano risale a tempi antichi, con aree di coltivazione tradizionali in Asia Minore e Spagna [s95]. Gli stigmi di colore rosso-arancio contengono preziosi componenti come oli essenziali, con il principale costituente Picrocrocin, e il colorante Crocin [s94]. Questi componenti conferiscono allo zafferano non solo un'intensa capacità colorante, ma anche un aroma inconfondibile. In cucina, lo zafferano trova molteplici utilizzi, specialmente nella cucina mediterranea e asiatica. La sua capacità di conferire ai piatti un colore giallo brillante lo rende un ingrediente indispensabile in piatti classici come la paella, la bouillabaisse e varie varianti di curry [s95]. Per un'ottimale espressione dell'aroma, è consigliabile immergere i fili di zafferano in un po' d'acqua calda o brodo prima dell'uso. Già pochi fili sono sufficienti per conferire a un piatto il caratteristico colore e l'aroma tipico. L'importanza medica storica dello zafferano è notevole. Nella medicina tradizionale, è stato utilizzato come antidoto contro le intossicazioni, per favorire la digestione e come afrodisiaco [s95]. Il colore giallo della spezia ha portato, nella tradizionale teoria delle firme, a ritenere che lo zafferano potesse essere utile nel trattamento dell'ittero [s95]. Per la conservazione dello zafferano è necessaria particolare attenzione per preservarne le preziose proprietà. La conservazione deve avvenire in un contenitore ermetico e al riparo dalla luce. È importante prestare attenzione al dosaggio: troppo zafferano può rendere il sapore di un piatto amaro e sgradevole. Come regola generale, per quattro porzioni di un piatto di riso sono sufficienti 8-10 fili di zafferano. Quando si acquista zafferano, è necessaria particolare attenzione, poiché a causa del suo alto prezzo circolano spesso contraffazioni. Il vero zafferano deve presentare un'intensa colorazione rosso-arancio e sprigionare un profumo caratteristicamente speziato e leggermente amaro. I fili devono essere ispessiti a un'estremità e aperti a forma di tromba dall'altra. La ricerca moderna conferma molte delle applicazioni tradizionali, anche se oggi lo zafferano è raramente utilizzato terapeuticamente in medicina [s95]. Il suo utilizzo è principalmente limitato al livello culinario, dove continua a essere considerato il re delle spezie, conferendo a piatti speciali una nota squisita. Per la preparazione di un tradizionale risotto allo zafferano, si consiglia il seguente procedimento: i fili di zafferano vengono immersi in un po' di vino bianco caldo o brodo, mentre il risotto viene preparato nel modo classico. Il liquido di zafferano viene aggiunto solo verso la fine della cottura, per preservare il pieno aroma e sviluppare il caratteristico colore giallo dorato.

2. 3. 5. Anice stellato e i suoi effetti

L'anice stellato, con la sua caratteristica forma a stella a otto punte, è un frutto affascinante che proviene da un albero tropicale dell'Asia [s96]. La sua impressionante combinazione di proprietà terapeutiche e versatilità culinaria lo rende una spezia preziosa nella medicina tradizionale e nella cucina moderna.

La composizione chimica dell'anice stellato è particolarmente notevole. I frutti sono ricchi di oli essenziali, nonché di terpenoid e composti fenolici, noti per le loro proprietà antisettiche [s97]. Questi ingredienti conferiscono all'anice stellato i suoi molteplici effetti terapeutici. Per preservare al meglio i preziosi oli essenziali, è consigliabile conservare l'anice stellato in un contenitore ermetico in un luogo fresco e buio. Particolarmente degna di nota è l'azione digestiva dell'anice stellato. Possiede sia proprietà karminative che spasmolitiche, che possono alleviare i disturbi digestivi [s96] [s97]. In caso di gonfiore o sensazione di pienezza, ad esempio, è possibile preparare un tè benefico: versare acqua bollente su un anice stellato e lasciarlo in infusione per 10 minuti. Questo tè può essere bevuto dopo i pasti per supportare la digestione. Un altro aspetto affascinante dell'anice stellato è la sua azione antivirale. Studi scientifici hanno dimostrato che contiene un composto chimico utilizzato nello sviluppo di farmaci antivirali [s98]. Gli effetti antivirali più forti sono stati osservati negli oli ricchi di determinati composti chimici, una caratteristica che si applica anche all'anice stellato [s98]. Queste scoperte lo rendono un'alternativa naturale promettente nella terapia antivirale. In caso di disturbi reumatici, l'olio di anice stellato può fornire sollievo [s99]. È possibile, ad esempio, eseguire un massaggio con olio di anice stellato diluito per trattare le articolazioni dolenti. In questo caso, è sempre consigliabile diluire l'olio con un olio vettore adeguato e testarlo prima su una piccola area della pelle. Le proprietà antisettiche dell'anice stellato lo rendono anche un efficace rimedio naturale contro l'alito cattivo [s99]. Dopo i pasti, è possibile bere un tè di

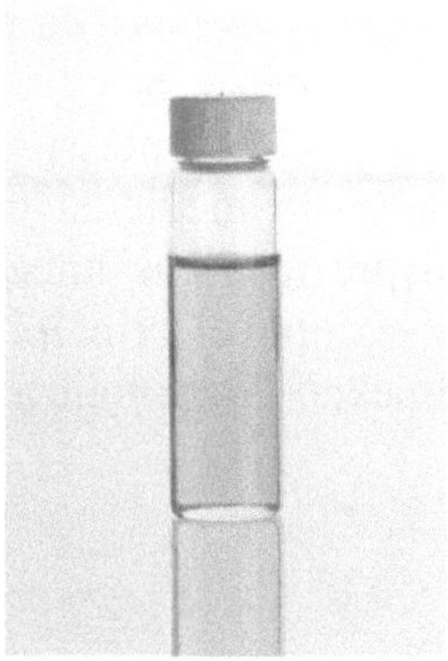

oli essenziali [i19]

anice stellato o fare gargarismi con tè di anice stellato raffreddato per garantire un alito fresco. Tuttavia, è necessario prestare attenzione nell'uso dell'anice stellato, specialmente nei bambini sotto i 6 anni. L'applicazione in questa fascia di età dovrebbe avvenire solo sotto supervisione professionale, poiché potrebbero verificarsi effetti collaterali a causa di possibili contaminazioni con una variante tossica [s97]. Pertanto, prestare particolare attenzione alla qualità al momento dell'acquisto e procurarsi l'anice stellato solo da fonti affidabili. Per l'uso culinario, l'anice stellato è eccellente in piatti asiatici, zuppe e marinature. Un consiglio tradizionale: aggiungere un intero anice stellato durante la cottura del riso - questo gli conferisce un aroma sottile e piacevolmente speziato. Dopo la cottura, l'anice stellato viene semplicemente rimosso. Le molteplici possibilità di utilizzo dell'anice stellato nella medicina tradizionale e nella cucina moderna lo rendono una spezia preziosa che unisce vantaggi terapeutici e culinari. La sua complessa composizione di principi attivi e le proprietà scientificamente dimostrate ne sottolineano l'importanza come spezia curativa.

Glossario

spasmolitico
Descrive l'azione antispasmodica dei rimedi sulla muscolatura liscia, in particolare nell'area gastrointestinale

Riepilogo - 2. 3. Cortecce e fiori

- La corteccia di cannella contiene i principi attivi trans-Cinnamaldeide, Eugenolo e Linalolo, responsabili di effetti antimicrobici e antiossidanti.
- La corteccia di cannella può migliorare la sensibilità all'insulina e ridurre i livelli di zucchero nel sangue nei diabetici.
- La corteccia di cannella mostra un'azione epatoprotettiva per la protezione del fegato.
- I chiodi di garofano hanno il più alto contenuto di antiossidanti tra tutte le spezie e le erbe esaminate.
- I fiori dell'albero della noce moscata sono unisessuali e dioici, con fiori femminili unicarpellati e uniovulati.
- Il fiore di noce moscata contiene composti bioattivi come carotenoidi, terpenoidi, alcaloidi e flavonoidi.
- Per un chilo di zafferano sono necessarie le stigmi di circa 75.000 fiori.
- Lo zafferano contiene il colorante Crocina e l'aroma Picrocrocin.
- Storicamente, lo zafferano è stato utilizzato come antidoto in caso di avvelenamento.
- L'anice stellato possiede proprietà carminative e spasmolitiche.
- Gli effetti antivirali dell'anice stellato sono utilizzati per lo sviluppo di farmaci.

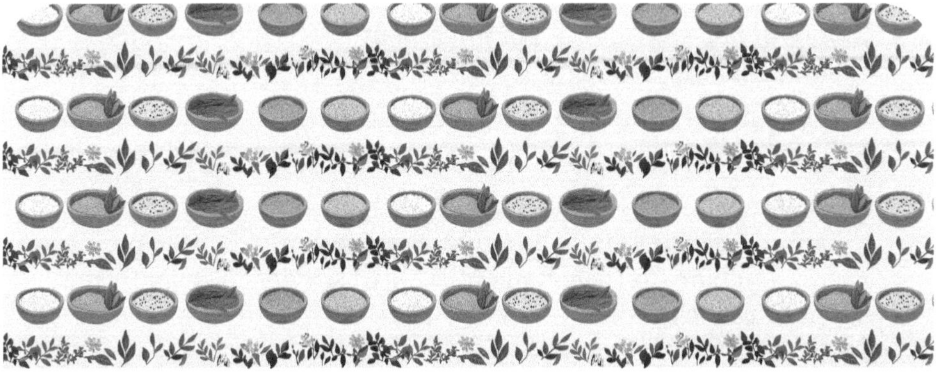

Revisione - 2. Singole spezie e loro proprietà

- Lo zenzero contiene gingeroli bioattivi che possono migliorare i livelli di zucchero nel sangue nel diabete di tipo 2.
- La combinazione di zenzero e curcuma potenzia l'azione antinfiammatoria di entrambe le spezie.
- La curcuma può aumentare la biodisponibilità fino al 2000% grazie al pepe nero.
- Il galanga produce oli essenziali con 1,8-cineolo come principio attivo principale.
- La radice di liquirizia contiene glicirrizina, che è 50 volte più dolce dello zucchero.
- Il rafano è conosciuto nell'Ayurveda come Vajramula (radice del fulmine) e stimola il fuoco digestivo Agni.
- Il cardamomo rappresenta circa il 35% del commercio globale delle spezie.
- La biodisponibilità della curcuma è notevolmente aumentata dalla combinazione con il pepe nero.
- I semi di finocchio agiscono come un'erba tridoshica equilibrante per tutti e tre i dosha.
- Il pepe nero contiene il 3-9% dell'alcaloide bioattivo piperina.
- La corteccia di cannella contiene trans-cinnamaldeide, eugenolo e linalolo come principi attivi principali.
- I chiodi di garofano hanno il più alto contenuto di antiossidanti tra tutte le spezie.
- Il fiore di noce moscata è botanicamente un arillo (involucro del seme) della noce moscata.
- Per un chilo di zafferano sono necessari i pistilli di 75.000 fiori.
- L'anice stellato contiene composti antivirali utilizzati nello sviluppo di farmaci.
- Il mondo affascinante delle singole spezie forma la base per l'arte ancora più emozionante delle miscele di spezie, che esploreremo nel prossimo capitolo.

3. 0. 0. Miscele di spezie e applicazioni

L'arte delle miscele di spezie e il loro utilizzo mirato costituiscono da millenni il cuore della cucina ayurvedica. Ma cosa rende una combinazione di spezie armoniosa? In che modo diverse tecniche di preparazione influenzano l'efficacia delle spezie? E quale ruolo gioca il momento giusto per l'aggiunta nel risultato finale del gusto? La tradizionale scienza delle spezie ayurvedica ha sviluppato nel corso delle generazioni un sistema complesso che va ben oltre il semplice condimento. Non vengono considerati solo gli aspetti gustativi, ma anche le proprietà energetiche delle spezie e il loro effetto su corpo e mente. Dalle miscele di base classiche alle fusioni internazionali fino a precise linee guida per il dosaggio, lo spettro delle possibilità di applicazione è enorme. I seguenti capitoli mettono in luce sia le tradizioni consolidate che le interpretazioni moderne della scienza delle spezie ayurvedica, mostrando come questa antica conoscenza possa essere proficuamente integrata nella cucina contemporanea.

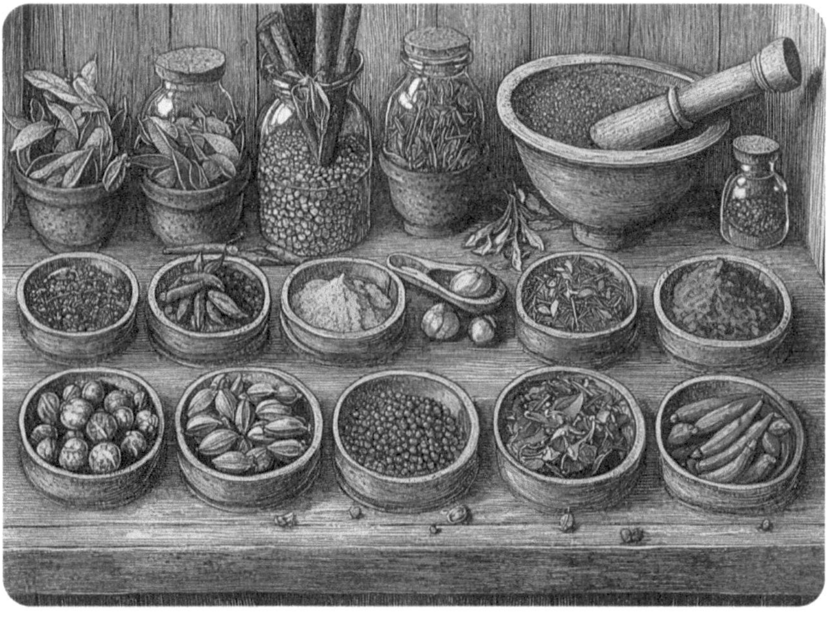

3. 1. 0. Miscele classiche

L'arte delle miscele di spezie è uno degli aspetti più affascinanti dell'arte culinaria. Come si sono sviluppate nel corso dei secoli le combinazioni classiche che oggi sono considerate standard in molte cucine? Quali influenze culturali hanno plasmato le miscele tradizionali che oggi diamo per scontate? Dalla miscela etiope Berbere al Garam Masala indiano, ogni cultura ha sviluppato le proprie interpretazioni, che non solo influenzano il sapore dei piatti, ma spesso hanno anche effetti terapeutici. La questione della composizione e del dosaggio ottimali coinvolge sia i cuochi dilettanti che i professionisti: come si trova il giusto equilibrio tra le singole spezie? Quali principi fondamentali dovrebbero essere considerati nella combinazione di diversi aromi? Le miscele di spezie classiche costituiscono le fondamenta della cucina ayurvedica e aprono un percorso affascinante verso esperienze gustative autentiche. Il loro utilizzo mirato trasforma ingredienti semplici in piatti straordinari e invita a scoprire la varietà delle combinazioni di spezie tradizionali.

> *„La tradizione delle miscele di spezie di base risale al Medioevo ed è diventata nel corso dei secoli un elemento fondamentale di diverse culture culinarie."*

3. 1. 1. Miscele di spezie base

La tradizione delle miscele di spezie di base risale al Medioevo ed è diventata nel corso dei secoli un elemento fondamentale di diverse culture culinarie [s100]. Queste combinazioni preparate semplificano non solo il processo di cottura, ma garantiscono anche uno sviluppo equilibrato dei sapori nei piatti. Dal punto di vista storico, spezie come zenzero, pepe, cannella, chiodi di garofano, noce moscata e sale costituivano le basi di molte miscele tradizionali [s100]. Questi ingredienti fondamentali si ritrovano ancora oggi in numerose varianti, con ogni cultura che aggiunge i propri accenti. Un consiglio pratico per i cuochi amatoriali: iniziate con piccole quantità di questi ingredienti di base e sperimentate poi con le proporzioni fino a trovare la vostra combinazione preferita. Nella cucina etiope, ad esempio, Berbere gioca un ruolo centrale come miscela di spezie fondamentale. Questa caratteristica polvere rossa è un ingrediente essenziale di ogni piatto Wot [s101]. Esiste anche Mitmita, una variante più piccante, caratterizzata dalla sua minore complessità e composta principalmente da peperoni rossi macinati. Per completare il sapore dei piatti etiopi, si utilizza spesso Mekelesha, una raffinata combinazione di cardamomo, cannella, pepe nero, cumino, zenzero e chiodi di garofano [s101]. Un'altra popolare miscela di spezie di base, particolarmente adatta per i dolci, è composta da cannella macinata, zenzero, pimento, chiodi di garofano, noce moscata e, facoltativamente, cardamomo e/o coriandolo [s102]. Questa combinazione versatile non solo conferisce un tocco speciale ai biscotti classici, ma arricchisce anche piatti quotidiani come porridge o pancake. Per preservare la piena potenza aromatica, è consigliabile conservare la miscela in un contenitore ermetico e consumarla entro uno o due anni [s102]. Per preparare le proprie miscele di spezie, è consigliabile iniziare con piccole quantità e prepararle regolarmente fresche. Questo garantisce un'intensità aromatica ottimale e consente di adattare la composizione secondo le preferenze personali. Un regalo creativo per gli appassionati di cucina: riempite barattoli decorativi con miscele di spezie fatte in casa e includete una ricetta adatta [s102]. L'arte delle miscele di spezie non risiede solo nella corretta combinazione degli ingredienti, ma anche nella loro dosatura equilibrata. Iniziate a sperimentare con combinazioni classiche e sviluppate le vostre creazioni. Ricordate: meno è spesso di più, e le singole spezie dovrebbero completarsi armoniosamente senza sovrapporsi. Per i principianti, è utile tenere un diario delle spezie, in cui documentare le combinazioni riuscite e il loro utilizzo. Questo non solo aiuta a sviluppare le proprie competenze in materia di spezie, ma consente anche di riprodurre miscele di successo. Fate attenzione alle diverse scadenze degli ingredienti e conservate sempre le vostre creazioni in un luogo fresco, asciutto e al riparo dalla luce. L'uso di miscele di spezie di base consente anche ai cuochi meno esperti di creare esperienze gustative autentiche e di replicare piatti tradizionali di diverse culture. È importante comprendere che queste miscele non sono solo portatrici di sapore, ma spesso hanno anche un significato culturale e storico.

Glossario

Berbere
Una miscela di spezie tradizionale dell'Africa orientale, che può consistere in fino a 20 spezie diverse e caratterizzata dal suo colore rosso brillante dei peperoncini

Mekelesha
Una miscela di spezie etiope scura, tradizionalmente aggiunta alla fine della cottura e che conferisce un leggero retrogusto dolce

Mitmita
Una miscela di spezie etiope molto piccante, tradizionalmente utilizzata anche come spezia da tavola e spesso mescolata con sale

Wot
Uno stufato etiope tradizionale, considerato un piatto nazionale e preparato in diverse varianti

3. 1. 2. Miscela di spezie per verdure

Nella cucina ayurvedica, le miscele di spezie per verdure giocano un ruolo centrale, poiché non solo affinano il sapore, ma aumentano anche la digeribilità dei piatti [s103]. La combinazione sapiente di diverse spezie consente di trasformare anche i semplici piatti di verdure in straordinarie esperienze culinarie. Una base classica è costituita dalla combinazione di scalogno, zenzero e aglio, arricchita con spezie macinate come peperoncino, cumino e fieno greco [s104]. Questa base è eccellente per diverse preparazioni di verdure, in quanto consente di combinare vari tipi di verdure, che assorbono gli aromi speziati in modo diverso mantenendo la loro dolcezza naturale [s103]. Per la preparazione di verdure arrosto, si è rivelata efficace una miscela di spezie speciale [s105]. In questo caso, è consigliabile far tostare delicatamente le spezie in una padella asciutta prima della cottura, per attivare i loro oli essenziali. Un consiglio pratico per la cucina: preparate una quantità maggiore di questa miscela di spezie per arrosto e conservatela in un contenitore ermetico - in questo modo sarà sempre a portata di mano per piatti di verdure improvvisati. Garam Masala, una miscela di spezie tradizionale indiana, conferisce ai piatti di verdure una particolare profondità e complessità [s106]. Questa miscela è versatile e può essere utilizzata sia durante il processo di cottura che per la condimento finale. Per ottenere la massima espressione di sapore, è consigliabile aggiungere il Garam Masala idealmente verso la fine del tempo di cottura. Un piatto particolarmente aromatico si ottiene combinando la miscela di spezie con latte di cocco e pomodori come salsa [s104]. Questa base può essere meravigliosamente variata aggiungendo diverse verdure di stagione. L'aggiunta di lenticchie rosse spezzate conferisce al piatto una consistenza cremosa e aumenta il contenuto proteico. Per la rifinitura finale dei piatti di verdure, è adatta una guarnizione di coriandolo fresco, una spruzzata di succo di lime e semi di Nigella [s104]. Questa combinazione porta freschezza e ulteriore consistenza al piatto. Come contorno, si consiglia riso o pane piatto tradizionale, che assorbe perfettamente gli aromi speziati. Nella composizione delle proprie miscele di spezie per verdure, è importante trovare l'equilibrio tra i vari componenti. Iniziate con piccole quantità e documentate le vostre combinazioni di successo. Tenete presente che diversi tipi di verdure richiedono un diverso grado di speziatura - mentre ad esempio le verdure a radice tollerano una speziatura più intensa, le verdure delicate come le zucchine necessitano di una dosatura più moderata. La tradizione ayurvedica ci insegna che le miscele di spezie dovrebbero considerare non solo gli aspetti gustativi, ma anche quelli salutari. Alcune combinazioni di spezie possono migliorare la digeribilità delle verdure e aumentarne il valore nutrizionale. Sperimentate con diverse combinazioni e prestare attenzione alla vostra tolleranza individuale e alle preferenze di gusto.

Glossario

Fieno greco
Una spezia della famiglia delle leguminose con un sapore amaro e speziato, utilizzata in forma secca come semi o macinata. Particolarmente importante nella cucina indiana.

Garam Masala
Una miscela di spezie tradizionale del nord India, tipicamente composta da cardamomo, cannella, chiodi di garofano, pepe nero, coriandolo e cumino. Il nome significa letteralmente 'miscela calda'.

Nigella
Conosciuta anche come cumino nero, piccoli semi neri dal sapore nocciolodo e simile alla cipolla, utilizzati soprattutto nella cucina indiana e orientale.

3. 1. 3. Miscele di spezie per cereali

La tradizione ayurvedica conosce una varietà di miscele di spezie specifiche per i cereali, che non solo affinano il sapore, ma promuovono anche la digeribilità e bilanciano i dosha [s107]. Queste combinazioni sono spesso il risultato di secoli di esperienza e sono state sviluppate appositamente per supportare al meglio le proprietà nutrizionali dei cereali. Un ruolo particolarmente significativo è svolto dalla miscela di spezie per Kitchari, un piatto tradizionale ayurvedico a base di riso e fagioli mung [s108]. La combinazione classica comprende zenzero, coriandolo, cumino, semi di senape, curcuma e asafoetida [s109]. Per la preparazione, è consigliabile far soffriggere prima le spezie in un po' di ghee per attivare i loro oli essenziali. Questo non solo intensifica il sapore, ma aumenta anche il loro effetto terapeutico. Per i cereali senza glutine come Jowar (sorgo), si è rivelata efficace una miscela di spezie speciale che contiene ghee, Hing (asafoetida), cumino, finocchio, pepe nero, polvere di coriandolo e garam_masala [s107]. Questa combinazione è particolarmente equilibrata, poiché tiene conto di tutti e tre i dosha: ghee, zenzero e Garam Masala armonizzano Kapha; ghee e finocchio bilanciano Pitta; mentre ghee, zenzero, Garam Masala e un pizzico di succo di limone equilibrano Vata. Nella preparazione di piatti a base di cereali in inverno, la tradizione ayurvedica consiglia una miscela di spezie riscaldante, che supporta particolarmente il dosha Kapha [s110]. In pratica, ciò significa: utilizzare una combinazione di cumino, zenzero, asafoetida, peperoncini dosati in base al dosha e curcuma [s111]. Questa miscela non solo supporta la digestione, ma riscalda anche dall'interno. Per la pratica quotidiana, è utile preparare quantità maggiori delle miscele di base e conservarle in contenitori ermetici. Un consiglio pratico: etichettare i contenitori con la data di produzione e le spezie contenute. Le miscele dovrebbero essere consumate entro due o tre mesi per garantire un'ottimale potenza aromatica. La dosatura delle miscele di spezie dovrebbe essere basata sul tipo di cereale utilizzato. Mentre varietà robuste come Jowar tollerano una condimento più forte, cereali più delicati come il riso basmati richiedono una dosatura più moderata. Come regola generale: iniziare con un cucchiaino di miscela di spezie per tazza di cereali e adattare la quantità a piacere. Particolarmente nella preparazione del Kitchari, la giusta miscela di spezie è fondamentale per l'effetto terapeutico [s112]. La ricetta tradizionale prevede di far soffriggere prima le spezie nel ghee, prima di aggiungere riso e fagioli mung. Questo non solo crea una base di sapore armoniosa, ma rende anche il piatto particolarmente digeribile. Per le persone con costituzione Vata, si consiglia un adattamento speciale della miscela di spezie [s110]. Qui dovrebbero dominare spezie riscaldanti come zenzero e cumino, integrate da una generosa quantità di ghee. La combinazione con cereali integrali cotti fornisce ulteriore stabilità e equilibrio. Un aspetto importante nell'uso delle miscele di spezie per i cereali è la preparazione consapevole [s108]. Prenditi il tempo per misurare e soffriggere le spezie con attenzione. Questo approccio consapevole non solo contribuisce a un miglior risultato di sapore, ma rende la preparazione del cibo un processo meditativo.

Glossario

Hing
Il nome indiano per Asafoetida. Questa spezia dal forte odore è ricavata dalla resina del finocchio gigante ed è nota per le sue proprietà digestive.

Jowar
Una vecchia varietà di miglio indiano, particolarmente ricca di proteine e minerali. Tradizionalmente coltivata in regioni aride e considerata molto resistente.

Kitchari
Un piatto base ayurvedico, utilizzato come cibo curativo e per la purificazione del corpo. Costituisce la base di molte cure ayurvediche ed è anche chiamato 'digiuno curativo'.

3. 1. 4. Miscele di spezie per legumi

Nella cucina ayurvedica, le miscele di spezie per legumi rivestono un'importanza particolare, poiché non solo convincono dal punto di vista del gusto, ma migliorano anche notevolmente la digeribilità di questi alimenti ricchi di proteine [s113]. La preparazione tradizionale segue regole precise, tramandate di generazione in generazione. Una funzione centrale è svolta dalla tecnica del Baghaar o chaunk, in cui le spezie vengono soffritte in olio caldo o, idealmente, in ghee [s114]. Questo metodo non solo esalta al meglio gli oli essenziali, ma conferisce ai piatti anche una nota caratteristica di nocciola. Per la miscela base, tipicamente si soffriggono cipolle e aglio in Ghee fino a doratura, prima di aggiungere curcuma e cumino [s113]. Nella pratica, l'ordine di aggiunta delle spezie è cruciale: inizialmente si tostano le spezie intere, come i semi di cumino, nel Ghee caldo, fino a quando non sprigionano il loro aroma e iniziano a profumare. Solo allora si aggiungono le spezie macinate, che tollerano meno calore. Un consiglio pratico: preparate le spezie in una padella separata mentre i legumi cuociono. In questo modo, potrete controllare meglio il momento ottimale per la loro unione. La preparazione di base dei legumi inizia con un accurato lavaggio dei frutti. Successivamente, vengono cotti con abbondante acqua, un pizzico di curcuma e sale [s114]. La miscela di spezie viene aggiunta solo verso la fine del tempo di cottura, per preservare al meglio gli aromi. È particolarmente importante utilizzare spezie che favoriscono la digestione, riducendo l'effetto di gonfiore naturale dei legumi [s114]. Un aspetto pratico che spesso viene trascurato: la consistenza dei legumi cotti influisce notevolmente sull'assorbimento delle spezie. Se i legumi vengono cotti a una consistenza cremosa, assorbono le spezie in modo più intenso rispetto a una cottura più soda. Sperimentate qui con diversi metodi di cottura per trovare la vostra consistenza preferita. La tradizione ayurvedica raccomanda di adattare le miscele di spezie alla stagione e alle esigenze individuali. In inverno, si possono utilizzare spezie riscaldanti come pepe nero e zenzero in modo più generoso, mentre nei mesi estivi dovrebbero predominare spezie rinfrescanti come coriandolo e cumino. Per la conservazione, è consigliabile preparare quantità maggiori della miscela base. Conservatela in un contenitore ermetico e scuro, etichettandolo con data e contenuto. La durata ottimale è di circa due o tre mesi, dopodiché l'aroma inizia a diminuire gradualmente. Un focus particolare è posto sulla fornitura equilibrata di proteine attraverso i legumi [s113]. La giusta miscela di spezie non solo supporta la digestione, ma rende anche le proteine più disponibili per il corpo. Combinate diversi legumi con varie miscele di spezie per garantire un'ottimale fornitura di nutrienti. L'arte delle miscele di spezie per legumi risiede nell'equilibrio tra gusto, digeribilità e beneficio per la salute. Sperimentate con le ricette tradizionali e sviluppate le vostre variazioni personali, ottimizzate per le vostre esigenze.

Riepilogo - 3. 1. Miscele classiche

- La tradizione delle miscele di spezie di base risale al Medioevo ed è basata su zenzero, pepe, cannella, chiodi di garofano, noce moscata e sale.
- Il Berbere è una miscela di spezie centrale nella cucina etiope ed è un ingrediente essenziale di ogni piatto Wot.
- Il Mekelesha viene utilizzato nella cucina etiope per arrotondare il sapore finale ed è composto da cardamomo, cannella, pepe, cumino, zenzero e chiodi di garofano.
- La cucina ayurvedica utilizza miscele di spezie speciali per le verdure per migliorare la digeribilità.
- Il Garam Masala dovrebbe idealmente essere aggiunto verso la fine del tempo di cottura per una migliore espressione dei sapori.
- La miscela di spezie Kitchari contiene tradizionalmente zenzero, coriandolo, cumino, semi di senape, curcuma e asafoetida.
- Per cereali senza glutine come il Jowar, viene utilizzata una miscela speciale con ghee, Hing, cumino, finocchio e Garam Masala.
- La tecnica Baghaar/Chaunk richiede di soffriggere le spezie in olio caldo o ghee per una migliore espressione degli aromi.
- La consistenza dei legumi cotti influisce notevolmente sulla loro capacità di assorbire le spezie: le texture più cremose assorbono gli aromi in modo più intenso.
- Le miscele di spezie per legumi non solo migliorano il sapore, ma rendono le proteine più disponibili per il corpo.

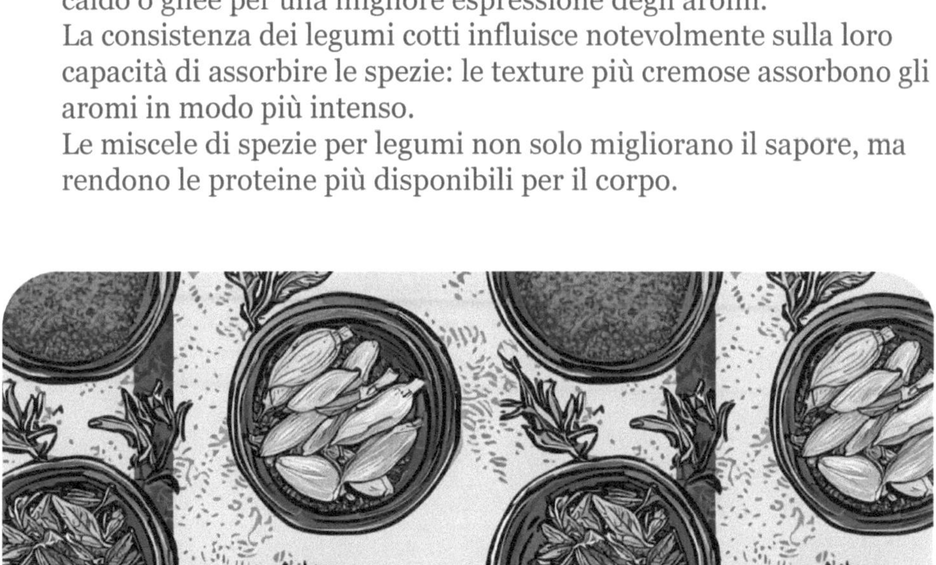

3. 2. 0. Interpretazioni moderne

L'integrazione della tradizionale conoscenza delle spezie ayurvediche nella dieta moderna solleva domande affascinanti: come possono i principi secolari della combinazione delle spezie essere conciliati con le abitudini alimentari contemporanee? Quale ruolo giocano le influenze culturali e le nuove esperienze gustative? È possibile adattare le miscele di spezie tradizionali alle esigenze attuali senza perdere i loro principi fondamentali di efficacia? L'interpretazione moderna della conoscenza delle spezie ayurvediche affronta la sfida di rendere utile il sapere consolidato per le applicazioni attuali. Non si tratta solo di adattare le ricette, ma anche di comprendere le proprietà energetiche delle spezie nel contesto degli stili di vita odierni. Lo sviluppo di combinazioni di spezie contemporanee richiede sia una solida conoscenza della tradizione ayurvedica sia un'intuizione per le preferenze gustative moderne. Le sezioni seguenti mostrano come le classiche miscele di spezie ayurvediche possano essere reinterpretate attraverso approcci innovativi e quali sorprendenti esperienze gustative possano emergere.

„L'interpretazione moderna delle combinazioni di spezie ayurvediche unisce conoscenze secolari a metodi di preparazione contemporanei e preferenze di gusto, ponendo in primo piano l'adattamento individuale alle esigenze personali e alle condizioni stagionali."

3. 2. 1. Combinazioni di spezie contemporanee

L'interpretazione moderna delle combinazioni di spezie ayurvediche unisce conoscenze secolari a metodi di preparazione contemporanei e preferenze di gusto. In questo contesto, l'adattamento individuale alle esigenze personali e alle condizioni stagionali è al centro dell'attenzione [s115]. Un principio fondamentale è la composizione equilibrata delle miscele di spezie, che possono essere utilizzate in modo versatile sia in piatti salati che in tè [s116]. Nello sviluppo di combinazioni di spezie contemporanee, si presta particolare attenzione a garantire che supportino in modo ottimale le proprietà energetiche degli alimenti e rafforzino la forza digestiva (agni) [s117]. Per i mesi autunnali e invernali, ad esempio, si consiglia una miscela di spezie riscaldante a base di zenzero macinato, pepe nero, cardamomo e un pizzico di cannella. Questa combinazione non solo supporta il sistema immunitario, ma bilancia anche le proprietà rinfrescanti della stagione. Questa miscela è particolarmente efficace in combinazione con alimenti che hanno naturalmente proprietà riscaldanti, come i funghi [s117]. L'interpretazione moderna consente anche di integrare i principi ayurvedici in diversi stili culinari. Ad esempio, una miscela di spezie contemporanea per piatti mediterranei può essere creata con curcuma, pepe nero (per una migliore biodisponibilità), coriandolo e rosmarino. Questa combinazione unisce la conoscenza tradizionale ayurvedica con le preferenze di gusto occidentali [s115]. Un aspetto importante della moderna scienza delle spezie è la considerazione delle qualità energetiche. Le spezie vengono classificate in base alle loro proprietà, come caldo-freddo, pesante-leggero e secco-umido [s117]. Una miscela equilibrata dovrebbe armonizzare queste caratteristiche. Per le persone inclini al freddo e alla secchezza, ad esempio, è adatta una combinazione di spezie riscaldanti come la cannella e lo zenzero, completata da componenti equilibranti come il cardamomo e il finocchio. La flessibilità delle interpretazioni moderne si manifesta anche nell'adattamento a forme alimentari contemporanee. Le combinazioni di spezie tradizionali possono essere facilmente utilizzate in piatti vegani, ad esempio in combinazione con yogurt di cocco come materiale di supporto [s115]. Una miscela base di spezie per piatti vegetali è composta da curcuma, pepe nero, cumino e coriandolo, che favoriscono sia la digeribilità che intensificano il sapore. Per l'applicazione pratica nella vita quotidiana, è consigliabile preparare tre miscele di spezie fondamentali: una riscaldante per la stagione fredda, una equilibrante per i periodi di transizione e una rinfrescante per l'estate. Queste possono essere poi affinate in base alle esigenze individuali e al tipo di Dosha [s115]. La preparazione delle spezie gioca anch'essa un ruolo importante. Tostare brevemente prima dell'uso attiva gli oli essenziali e migliora la digeribilità. Questo è particolarmente importante per spezie come il cumino e il coriandolo, che possono così esprimere il loro pieno spettro aromatico [s117]. Un approccio moderno è anche l'uso di miscele di spezie sotto forma di "shots" o paste di spezie, che possono essere facilmente integrate nella vita quotidiana. Una miscela di base può consistere, ad esempio, in zenzero fresco macinato, curcuma, pepe nero e un pizzico di cardamomo, assunta al mattino con acqua calda o in un frullato [s118]. La moderna scienza delle spezie considera anche le interazioni tra diverse spezie e i loro effetti sinergici. Il pepe nero non solo potenzia l'effetto della curcuma, ma supporta anche l'assorbimento generale dei nutrienti. Queste scoperte vengono utilizzate in modo mirato nelle miscele di spezie moderne per ottimizzare il loro effetto terapeutico [s117].

3. 2. 2. Fusioni internazionali di spezie

La fusione internazionale delle culture delle spezie apre nuove e interessanti prospettive nella scienza delle spezie ayurvediche. Questa evoluzione culinaria dimostra come l'arte tradizionale della guarigione si sviluppi in interpretazioni contemporanee influenzate a livello globale [s119]. Questa evoluzione è particolarmente evidente nell'esempio della cucina di Okinawa, che rappresenta una sintesi affascinante di influenze cinesi, giapponesi e americane [s120]. Questa fusione può essere facilmente trasferita ai concetti di spezie ayurvediche. Ad esempio, si può sviluppare una miscela di spezie moderna per piatti a base di tofu, che tenga conto sia dei principi ayurvedici che dei sapori giapponesi: una combinazione di curcuma, zenzero e wasabi non solo crea armonia di sapori, ma supporta anche la digeribilità del tofu. L'integrazione di spezie non indiane nelle miscele tradizionali ayurvediche apre completamente nuove dimensioni di sapore [s119]. Un esempio pratico è la combinazione di cardamomo ayurvedico con rosmarino mediterraneo e peperoncino messicano in polvere. Questa fusione è particolarmente adatta per le verdure grigliate e conferisce loro una complessità di sapore, rispettando al contempo i principi fondamentali ayurvedici. Nel contesto dei moderni concetti di catering, la versatilità delle fusioni internazionali di spezie si manifesta in modo particolarmente impressionante [s121]. Forme innovative di presentazione consentono di interpretare le combinazioni di spezie ayurvediche in modo contemporaneo. Ad esempio, si possono servire piccole salse di spezie in cucchiai commestibili di farina di riso, contenenti diverse combinazioni internazionali di spezie. Una variazione popolare è la combinazione di zafferano e vaniglia con un tocco di anice stellato, utilizzabile sia come spezia per piatti salati che per dessert. La cucina dei dessert offre un campo di sperimentazione particolarmente affascinante per le fusioni internazionali di spezie [s121]. La combinazione di spezie ayurvediche con tecniche di dessert occidentali porta a creazioni entusiasmanti. Un esempio è l'interpretazione di una classica crème brûlée con zafferano, cardamomo e una nota sottile di tè giapponese Matcha. Questa fusione rispetta i principi ayurvedici dell'armonia delle spezie, mentre apre nuovi orizzonti di sapore.

Per l'attuazione pratica nella vita quotidiana, si consiglia di creare una collezione di spezie internazionali che possa essere combinata in modo flessibile. In questo caso, le spezie ayurvediche di base come curcuma e cardamomo dovrebbero essere integrate con elementi internazionali come lo zafferano spagnolo, l'Harissa marocchino o lo Shichimi Togarashi giapponese. Queste possono poi essere ricombinate a seconda del piatto e dell'effetto desiderato. L'arte della fusione internazionale di spezie risiede nell'equilibrata armonia tra innovazione e tradizione. È importante considerare le proprietà energetiche delle diverse spezie e unirle in modo armonioso. Un approccio pratico è lo sviluppo di "miscele di base per fusioni", che possono poi essere integrate con elementi internazionali secondo necessità. L'interpretazione moderna consente anche di integrare i principi delle spezie ayurvediche in diversi stili di cucina internazionale. Ad esempio, si può creare una miscela di spezie contemporanea per piatti mediterranei a base di curcuma, pepe nero, coriandolo e zafferano spagnolo. Questa combinazione unisce la conoscenza tradizionale ayurvedica con le preferenze di gusto mediterranee.

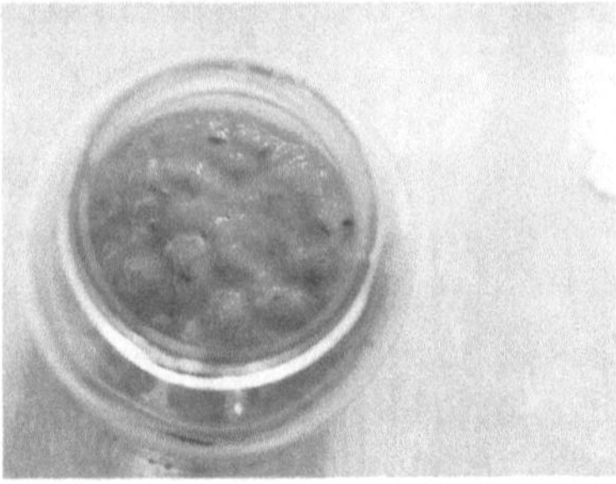

Harissa [i20]

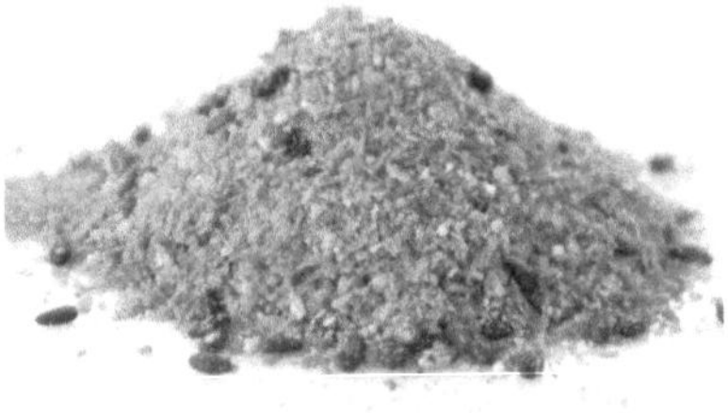

Miscela di sette spezie [i21]

Glossario

Harissa
Una pasta di spezie piccante nordafricana a base di peperoncini macinati, aglio, cumino, coriandolo e olio d'oliva

Matcha
Un tè verde giapponese macinato in polvere fine, tradizionalmente utilizzato nella cerimonia del tè giapponese e ricco di antiossidanti

Shichimi Togarashi
Una miscela di spezie giapponese tradizionale composta da sette ingredienti, che tipicamente include peperoncino, sesamo, semi di canapa, nori, zenzero, pepe di Sichuan e scorza di agrumi

3. 2. 3. Nuove esperienze di gusto

L'esplorazione di nuove esperienze di gusto nella moderna cucina ayurvedica apre affascinanti possibilità di combinare principi tradizionali con approcci innovativi. Ne derivano sorprendenti composizioni di sapori che coinvolgono tutti i sensi e rispettano al contempo i principi ayurvedici [s122]. Un campo particolarmente interessante sono le moderne creazioni di salse, che combinano spezie ayurvediche tradizionali con influenze internazionali. Ad esempio, un chutney alla menta può acquisire una dimensione di gusto completamente nuova con l'aggiunta di varietà di peperoncino esotiche come il Chutney Scotch Bonnet o il Ghost Pepper. L'arte sta nell'equilibrata armonia tra piccantezza, dolcezza e le proprietà rinfrescanti della menta [s123]. Un consiglio pratico per la preparazione: iniziate con una piccola quantità di peperoncini piccanti e assaggiate gradualmente, poiché la loro intensità non dovrebbe sovrastare gli altri aromi. La presentazione gioca un ruolo centrale nelle nuove esperienze di gusto. Tecniche di servizio innovative, come l'uso di mini bicchieri o piatti appositamente progettati, aumentano l'appeal visivo e, di conseguenza, l'intera esperienza gustativa. Un metodo popolare è il "Progressive Tasting", in cui vengono servite diverse variazioni di un piatto in crescente intensità di sapore [s124]. Gli ospiti possono, ad esempio, assaporare tre diverse interpretazioni di un piatto di curry, partendo da una versione classica e delicata fino a una complessa variante fusion. Elementi interattivi arricchiscono ulteriormente l'esperienza culinaria. Le stazioni "Make-your-own", dove gli ospiti possono creare le proprie miscele di spezie, favoriscono la comprensione delle interazioni tra i diversi aromi [s124]. Un esempio pratico è un bar delle spezie, che offre oltre alle spezie ayurvediche classiche anche componenti internazionali. Gli ospiti possono, sotto la guida esperta, comporre la propria miscela di spezie e imparare come combinare armoniosamente diversi sapori. La moderna cucina fusion dimostra in modo impressionante come i piatti ayurvedici tradizionali possano essere reinterpretati attraverso tecniche di preparazione innovative e ingredienti inaspettati [s125]. Un esempio riuscito è la combinazione di verdure al vapore con una salsa a base di peperoncini fermentati, tamarindo e latte di cocco, che tiene conto sia dei principi ayurvedici che delle tendenze gustative moderne. Particolarmente interessante è lo sviluppo di aperitivi fusion, che uniscono ingredienti tradizionali sudasiatici con aromi internazionali [s124]. Un esempio innovativo è un boccone di pesce speziato, servito con un chutney alla menta e una nota di agrumi fermentati. Questa combinazione crea un'esperienza di gusto complessa, che unisce armoniosamente elementi dolci, piccanti, salati e acidi [s122]. L'artigianato si manifesta particolarmente nella meticolosa armonizzazione dei vari componenti di sapore. Ogni elemento è preparato singolarmente e contribuisce alla composizione complessiva [s125]. Un approccio pratico è la "tecnica delle tre fasi", in cui aromi di base, spezie e accenti finali vengono preparati separatamente e poi combinati in modo mirato. Per la cucina domestica, si consiglia di sperimentare con piccole porzioni e di aggiungere gradualmente nuovi elementi a piatti conosciuti. Iniziate, ad esempio, con una preparazione classica di Dal e arricchitela con una miscela di spezie creata da voi, che includa influenze internazionali come paprika affumicata o scorze di agrumi essiccate. L'autenticità delle moderne salse e miscele di spezie si basa sul rispetto degli elementi tradizionali, mantenendo al contempo un'apertura a nuove interpretazioni [s123]. Un esempio riuscito è lo sviluppo di paste di spezie che combinano spezie ayurvediche classiche con elementi moderni come peperoncini fermentati o zenzero in salamoia.

Glossario

Chutney

Una salsa piccante o fruttata della cucina indiana, utilizzata sia come contorno che come salsa da intingere. Può essere dolce, acida, piccante o una combinazione di queste.

Dal

Un piatto tradizionale indiano a base di legumi decorticati e spezzati, cotto fino a ottenere una sorta di zuppa o purè.

Ghost Pepper

Uno dei peperoncini più piccanti al mondo con oltre 1 milione di unità Scoville, noto anche come Bhut Jolokia dall'India.

Riepilogo - 3. 2. Interpretazioni moderne

- L'interpretazione moderna unisce conoscenze secolari con metodi di preparazione contemporanei, tenendo conto delle esigenze individuali e delle stagioni.
- Per i mesi autunnali e invernali, si consiglia una miscela di spezie riscaldanti a base di zenzero macinato, pepe nero, cardamomo e cannella, che si armonizza particolarmente bene con alimenti terrosi come i funghi.
- L'integrazione dei principi ayurvedici nella cucina mediterranea avviene attraverso combinazioni come curcuma, pepe nero, coriandolo e rosmarino.
- La cucina di Okinawa dimostra una sintesi riuscita di influenze cinesi, giapponesi e americane con concetti ayurvedici.
- Forme di presentazione innovative, come salse di spezie in cucchiai commestibili di farina di riso, consentono interpretazioni contemporanee di combinazioni tradizionali.
- La "tecnica dei tre strati" separa aromi di base, spezie e accenti finali per una composizione di sapori precisa.
- Il progressive tasting consente di vivere diverse varianti di curry con intensità crescente.
- La combinazione di zafferano e vaniglia con anice stellato crea fusioni versatili per piatti salati e dolci.
- Le moderne creazioni di salse uniscono chutney tradizionali con varietà di peperoncino esotiche come Scotch Bonnet o Ghost Pepper.

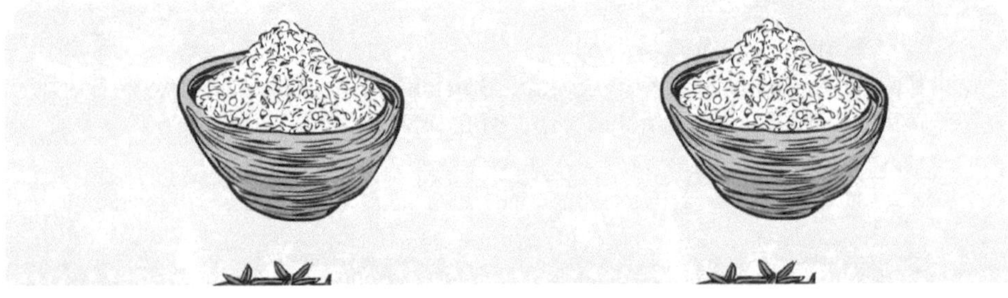

3. 3. 0. Dosaggio e tempistica

La dosatura precisa e il momento giusto nell'uso delle spezie sono tra gli aspetti più fondamentali e al contempo impegnativi della cucina ayurvedica. Quanto spezia è ottimale per un determinato piatto? Qual è il momento ideale per l'aggiunta di singoli componenti? E quale ruolo giocano fattori come temperatura, forma di lavorazione o combinazioni di diverse spezie? Le risposte a queste domande sono complesse e si basano sia su conoscenze tradizionali che su moderne scoperte scientifiche. Mentre alcune regole di base sono universali, molti aspetti della dosatura delle spezie richiedono una profonda comprensione delle specifiche proprietà di ciascuna spezia. L'arte della dosatura precisa non risiede solo nella quantità, ma anche nell'interazione di tempo, temperatura e metodo di lavorazione. Le seguenti considerazioni offrono una visione sistematica dei principi della dosatura delle spezie e mostrano come, attraverso un tempismo abile, si possa far emergere la piena potenza delle spezie.

„Nei piatti cotti lentamente, come gli stufati, è essenziale effettuare una salatura di base all'inizio del processo di cottura, affinché gli aromi possano distribuirsi uniformemente.“

3. 3. 1. Fondamenti del dosaggio delle spezie

La corretta dosatura delle spezie è un'arte che richiede esperienza, sensibilità e una comprensione fondamentale. Un aspetto centrale è il tempismo della concia, che contribuisce in modo significativo al risultato del sapore [s126]. Nei piatti cotti lentamente, come stufati o brasati, è essenziale effettuare una concia di base con sale all'inizio del processo di cottura. Questo consente agli aromi di distribuirsi uniformemente nel piatto e di fondersi con gli altri ingredienti. Particolarmente importante è il principio della concia graduale. Invece di aggiungere tutte le spezie in una volta, è consigliabile condire in più fasi e assaporare di tanto in tanto [s126]. Questo può essere ben dimostrato con l'esempio di una classica zuppa di verdure: inizialmente, le verdure vengono soffritte con un pizzico di sale per sviluppare gli aromi di base. Dopo l'aggiunta del liquido, si effettua un secondo moderato aggiunta di sale. Solo poco prima di servire si assaggia nuovamente. La temperatura gioca un ruolo decisivo nella percezione del sapore [s126]. I piatti caldi hanno un sapore diverso rispetto a quelli freddi, motivo per cui è importante assaporare alla temperatura di servizio prevista. Un esempio pratico è un'insalata di patate: preparata calda, spesso risulta eccessivamente condita, mentre servita fredda rivela il suo sapore pieno e bilanciato. Nell'uso di miscele di spezie, come ad esempio per il Masala-te, la dosatura è particolarmente complessa [s127]. La forza della bevanda non è determinata solo dalla quantità di spezie utilizzate, ma anche dal tempo di infusione e dal rapporto tra i singoli componenti. Un approccio collaudato è iniziare con quantità standardizzate e poi adattarle secondo il proprio gusto. Una regola fondamentale è considerare la salinità naturale degli ingredienti [s126]. Ingredienti come formaggio, verdure sott'aceto o salsa di soia portano già sale nel piatto. Nella preparazione di un wok asiatico, ad esempio, è consigliabile prima incorporare i componenti salati come la salsa di soia o la salsa di ostriche e solo dopo decidere se è necessario aggiungere ulteriore sale. Le papille gustative possono affaticarsi durante la cottura e la degustazione [s126]. Un metodo collaudato è fare una breve pausa dopo la prima assaggio e poi assaporare nuovamente. Un sorso d'acqua o un boccone di pane neutro possono aiutare a ripristinare le papille gustative. Le preferenze e le sensibilità individuali al gusto giocano un ruolo importante [s126]. Mentre alcune persone preferiscono una concia decisa, altre reagiscono in modo sensibile a troppo sale o spezie piccanti.

Nella preparazione per più persone, è consigliabile condire con moderazione e offrire spezie aggiuntive per la concia finale. Un metodo tradizionale, particolarmente utilizzato nella preparazione di tè speziati, è l'ammollo delle spezie durante la notte [s127]. Questo consente un'estrazione più delicata degli aromi e può portare a un risultato di sapore più equilibrato. La mattina seguente, le spezie ammollate vengono poi cotte insieme a foglie di tè fresche e latte. L'arte del dosaggio delle spezie richiede anche una comprensione delle interazioni tra diverse spezie. Alcune spezie si potenziano a vicenda, altre possono neutralizzarsi. Un classico esempio è la combinazione di peperoncino e cumino nella cucina indiana, che si completano a vicenda e creano una complessità aromatica.

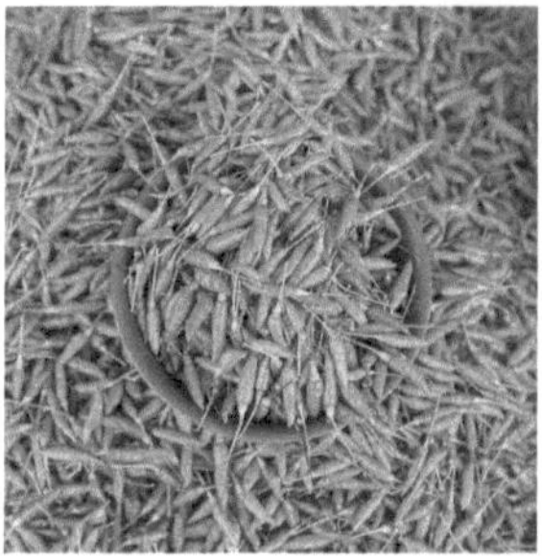

Peperoncino [i22]

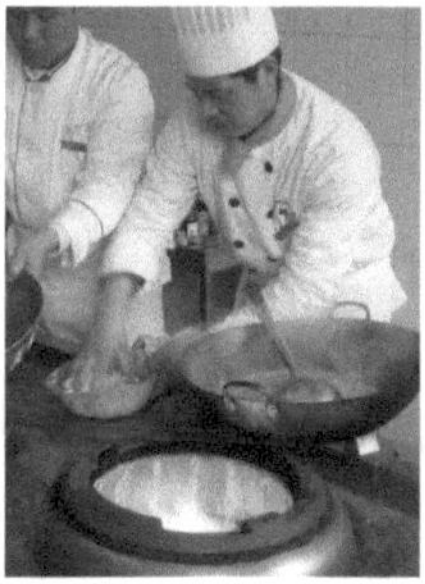

Padella asiatica [i23]

Glossario

Masala

Una designazione indiana per miscele di spezie, preparate secondo ricette specifiche a base di diverse spezie macinate. Ogni regione e famiglia ha spesso le proprie ricette segrete di Masala.

3. 3. 2. Momento dell'aggiunta delle spezie

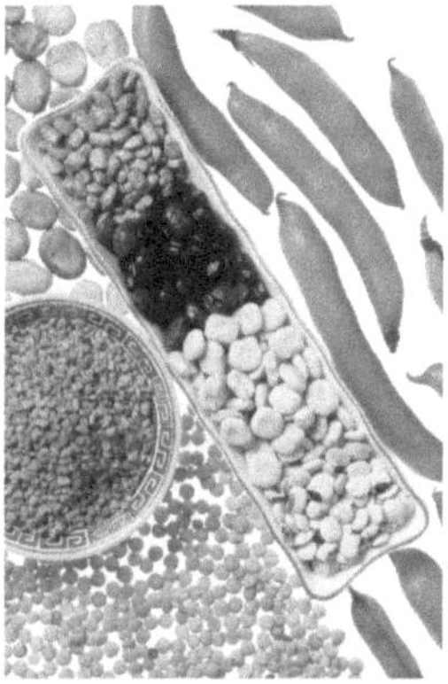

Legumi [i24]

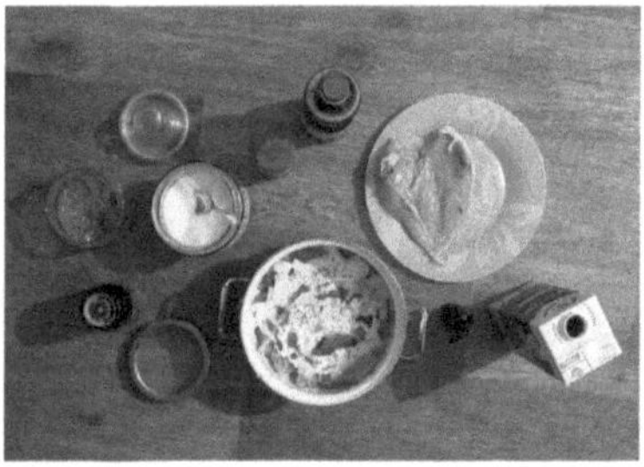

Marinate [i25]

Il momento giusto per l'aggiunta delle spezie è cruciale per il successo di un piatto e segue determinati principi fondamentali. Nella preparazione di piatti con diverse componenti, l'ordine è particolarmente importante: ingredienti densi come le verdure vengono aggiunti per primi, seguiti dalla carne, e solo alla fine si aggiungono ingredienti delicati come i frutti di mare [s128]. Questo garantisce che ogni ingrediente venga cotto in modo ottimale e che i suoi sapori emergano al meglio. Il tempismo nell'aggiunta del sale gioca un ruolo speciale e varia a seconda dell'ingrediente. Per esempio, per la pasta è essenziale salare abbondantemente l'acqua di cottura prima di aggiungere la pasta. Questo consente una penetrazione uniforme del sapore durante il processo di cottura [s129]. Lo stesso vale per i legumi secchi, che dovrebbero anch'essi essere salati nell'acqua di cottura per ottenere un sapore equilibrato. Nella preparazione della carne, è consigliabile pianificare in anticipo: idealmente, la carne dovrebbe essere salata alcune ore prima della cottura. Questo permette al sale di penetrare in profondità nella carne e di insaporirla dall'interno [s129]. Un consiglio pratico è salare la carne la sera prima e lasciarla riposare coperta in frigorifero. Nella preparazione del giorno successivo, si otterrà un sapore più intenso e uniforme. Ingredienti ad alto contenuto di acqua come i funghi richiedono particolare attenzione. Questi dovrebbero essere salati solo poco prima della fine del tempo di cottura [s129]. Il motivo risiede nell'azione osmotica del sale: salare troppo presto estrarrebbe troppa umidità dai funghi, compromettendo la loro consistenza. Un approccio collaudato è rosolare i funghi inizialmente a fuoco vivo per sviluppare aromi di tostatura e salare solo negli ultimi 2-3 minuti di cottura. L'uso di marinate richiede particolare sensibilità nella dosatura e nel tempismo. La combinazione di sale, spezie e acidi può intensificare il sapore attraverso processi osmotici [s130]. È importante considerare le diverse influenze dei componenti della marinata. Un esempio pratico: in una marinata per carne, l'acido (come limone o aceto) dovrebbe essere aggiunto solo poco prima della cottura, altrimenti "cuoce" troppo la carne rendendola dura. Per la maggior parte dei piatti quotidiani, la regola generale è che l'ultima condimento dovrebbe avvenire solo verso la fine del tempo di cottura [s131]. Questo consente di regolare il sapore con precisione ed evitare un eccesso di condimento. Prima di servire, è essenziale assaporare il piatto e valutarlo criticamente: i sapori sono equilibrati o manca qualcosa? Un approccio utile è porsi la domanda durante la degustazione: "Sa solo di sale, o è davvero buono?" L'arte del giusto tempismo nella condimento richiede esperienza e attenzione nella cucina. Un approccio sistematico, in cui si prendono appunti sui piatti riusciti e si documenta il tempismo, può aiutare a sviluppare un senso per il momento ottimale per condire. Con il tempo, si sviluppa una comprensione intuitiva di quando le spezie raggiungono il loro effetto ottimale.

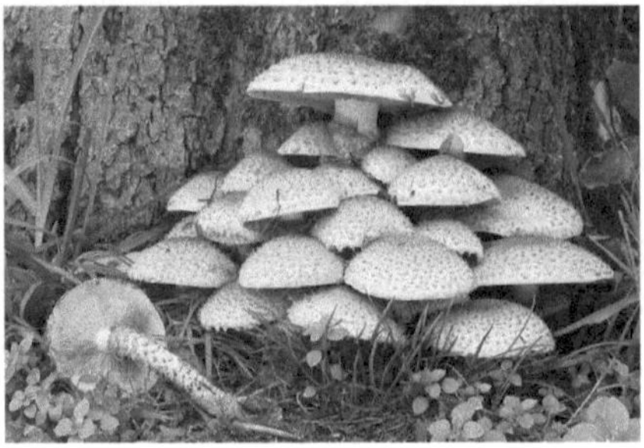

Funghi [i26]

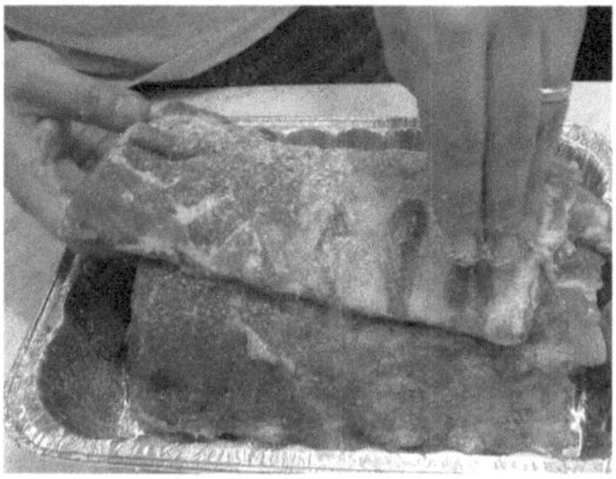

Aggiunta di spezie [i27]

Glossario

Marinata

Un liquido aromatico a base di olio, acidi e spezie, utilizzato per marinare gli alimenti al fine di migliorarne il sapore e renderli più teneri.

osmotico

Descrive il processo in cui i liquidi attraversano una membrana semipermeabile. In cucina, questo effetto si verifica quando il sale estrae acqua dagli alimenti.

3. 3. 3. Intensità degli aromi

L'intensità degli aromi nella scienza delle spezie ayurvediche segue principi complessi che vanno ben oltre la semplice dosatura. Una comprensione fondamentale di queste interrelazioni consente di sfruttare al meglio la potenza delle spezie. È particolarmente interessante la scoperta che anche piccole quantità di erbe fresche possono aumentare la capacità antiossidante di un pasto da due a quattro volte [s132]. Il trattamento superficiale delle spezie gioca un ruolo centrale nello sviluppo degli aromi. L'esempio dello zenzero rende questo concetto particolarmente chiaro: più piccoli sono i pezzi tagliati, maggiore è la superficie di contatto e quindi l'intensità del sapore nel piatto finito [s133]. Questa scoperta può essere applicata a molte altre spezie. Nella preparazione di tè speziati, ad esempio, le stecche di cannella dovrebbero essere spezzate o macinate grossolanamente per liberare meglio i loro oli essenziali. Il tempo di estrazione ha un'influenza significativa sull'intensità aromatica. Per i tè, il tempo di infusione ottimale varia a seconda della forza desiderata e della varietà utilizzata [s134]. Un approccio pratico è assaporare dopo 3-4 minuti e poi raggiungere l'intensità desiderata in intervalli di un minuto. Quando si utilizzano tinture, è importante notare che le piante fresche sono ottimali, poiché durante l'essiccazione possono andare perse importanti componenti aromatiche [s135]. La combinazione con i grassi gioca un ruolo sorprendentemente importante nello sviluppo degli aromi. L'aggiunta di grasso, ad esempio sotto forma di ghee o olio, può aumentare significativamente la bioverfuegbarkeit dei principi attivi [s134]. Nella pratica, ciò significa che un mix di spezie per curry dovrebbe essere prima tostato in olio caldo per estrarre al meglio i componenti aromatici solubili nei grassi. La dosatura dovrebbe sempre avvenire in modo graduale, con la raccomandazione per i principianti di seguire il metodo "inizia basso, vai piano". Per i tè speziati, ad esempio, è consigliabile iniziare con mezza tazza (125 ml) al giorno e poi aumentare la quantità secondo necessità [s134]. L'effetto di solito si manifesta dopo 30-90 minuti e può durare diverse ore. Nella preparazione di miscele di spezie, la lavorazione separata dei singoli componenti è spesso vantaggiosa. Questo consente di considerare le specifiche esigenze di estrazione di ogni spezia [s135]. Un esempio pratico è la preparazione di una complessa miscela di Masala: mentre spezie robuste come il cardamomo possono essere cotte più a lungo, componenti più delicati come lo zafferano dovrebbero essere aggiunti solo in un secondo momento. La durata e la conservazione influenzano significativamente l'intensità aromatica. Le tinture, ad esempio, rimangono efficaci per sei-dieci anni, con alcune che raggiungono la loro potenza ottimale nei primi tre anni [s135]. Nella conservazione delle spezie, è importante proteggerle dalla luce, dal calore e dall'umidità per preservare le loro proprietà aromatiche. Un aspetto interessante è l'uso della glicerina per stabilizzare gli estratti di spezie. L'aggiunta del 10% di glicerina può aiutare, in particolare, nelle preparazioni ricche di tannini, a rallentare il legame e la precipitazione dei principi attivi [s135]. Questo è particolarmente rilevante nella produzione di estratti di spezie concentrati per scopi terapeutici. La ricerca scientifica ha dimostrato che anche piccole quantità di spezie possono avere effetti significativi. Studi controllati randomizzati dimostrano che già mezzo a un cucchiaino e mezzo di alcune spezie al giorno è sufficiente per aumentare notevolmente l'effetto antiossidante [s132]. Ciò sottolinea l'importanza della dosatura precisa anche per piccole quantità.

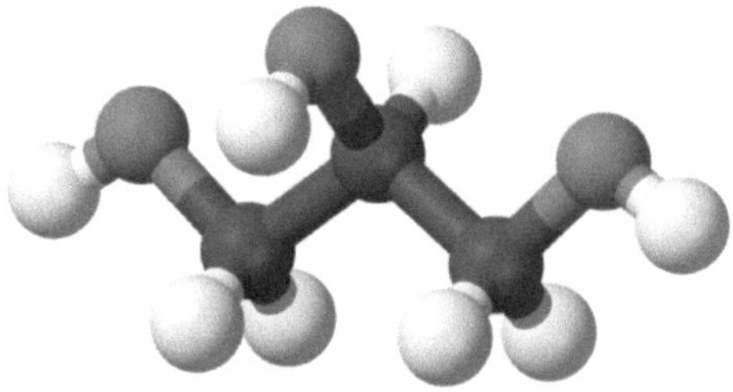

Glicerina [i28]

Riepilogo - 3. 3. Dosaggio e tempistica

- Il condimento graduale in più fasi migliora lo sviluppo del sapore e il controllo degli aromi
- La percezione del gusto varia notevolmente con la temperatura di servizio - i piatti caldi richiedono un condimento diverso rispetto a quelli freddi
- I processi osmotici influenzano la consistenza degli ingredienti ricchi d'acqua come i funghi, quindi è meglio salare solo in un secondo momento
- L'ammollo delle spezie durante la notte consente un'estrazione più delicata degli aromi nei tè speziati
- Piccole quantità di erbe fresche possono aumentare la capacità antiossidante di un pasto da 2 a 4 volte
- Il trattamento superficiale delle spezie determina in modo significativo il rilascio degli aromi
- Grassi come il ghee aumentano significativamente la biodisponibilità dei principi attivi nelle spezie
- L'aggiunta del 10% di glicerina rallenta la precipitazione dei principi attivi nelle preparazioni ricche di tannini
- Le tinture di spezie mantengono la loro efficacia per 6-10 anni, con potenza ottimale nei primi 3 anni
- Bastano già 0,5-1,5 cucchiaini di determinate spezie al giorno per effetti antiossidanti misurabili

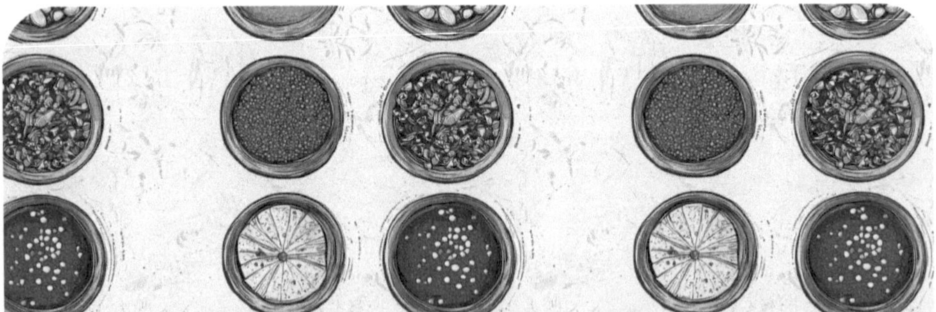

Revisione - 3. Miscele di spezie e applicazioni

- La tradizione delle miscele di spezie di base risale al Medioevo ed è diventata un elemento fondamentale di diverse culture culinarie. Nella cucina etiope, il Berbere gioca un ruolo centrale come miscela di spezie indispensabile per i piatti Wot. La tecnica del Baghaar o Chaunk, in cui le spezie vengono soffritte in olio caldo o ghee, ottimizza l'estrazione degli oli essenziali. La cucina di Okinawa mostra una sintesi affascinante di influenze di spezie cinesi, giapponesi e americane. Piccole quantità di erbe fresche possono aumentare la capacità antiossidante di un pasto da due a quattro volte. L'aggiunta del 10% di glicerina può rallentare il legame e la precipitazione dei principi attivi nelle preparazioni ricche di tannini. Nella preparazione della carne, è consigliabile salare alcune ore prima della cottura, affinché il sale possa penetrare in profondità. Ingredienti ricchi d'acqua come i funghi dovrebbero essere salati solo poco prima della fine della cottura, per non compromettere la loro consistenza. L'integrazione di spezie non indiane nelle miscele ayurvediche tradizionali apre a nuove dimensioni di sapore. L'arte delle miscele di spezie non risiede solo nella giusta combinazione, ma anche nel dosaggio equilibrato. Con questa base teorica, sarà interessante vedere come questi principi si dimostreranno nella pratica.

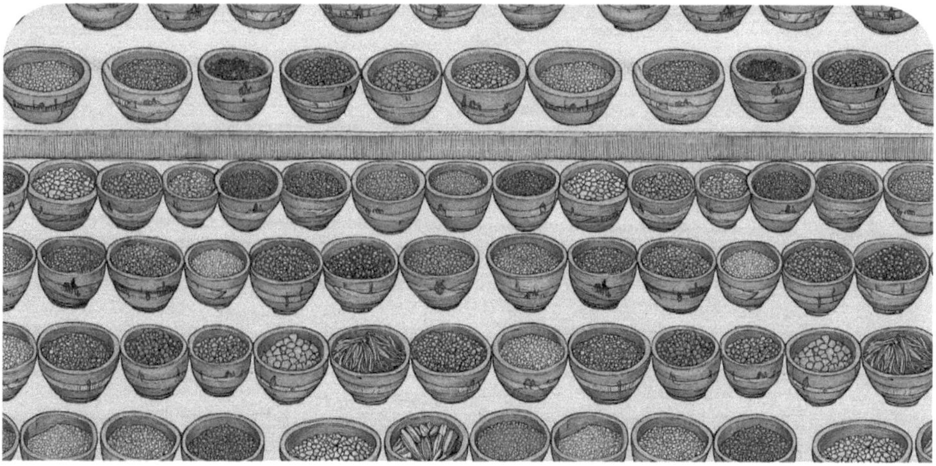

4. 0. 0. Applicazione pratica delle spezie

L'applicazione pratica delle spezie è un'arte che va ben oltre il semplice condimento. Come si sviluppano al meglio i sottili aromi delle diverse spezie? Quale ruolo gioca il metodo di lavorazione per il gusto e l'effetto sulla salute? E perché fa la differenza se le spezie vengono tostate, pestate o preparate come pasta? La tradizione ayurvedica ha sviluppato nel corso dei millenni tecniche per svelare il pieno potenziale delle spezie. Non si tratta solo di gusto, ma anche della liberazione ottimale delle loro proprietà terapeutiche. Dalla giusta temperatura di tostatura al tempo di ammollo ideale, ogni dettaglio influisce sul risultato finale. Le pagine seguenti vi guideranno attraverso i principali metodi pratici di lavorazione delle spezie e mostreranno come applicare con successo queste tecniche nella vostra cucina. Scoprirete che anche piccole modifiche nella preparazione possono fare grandi differenze nell'esperienza gustativa.

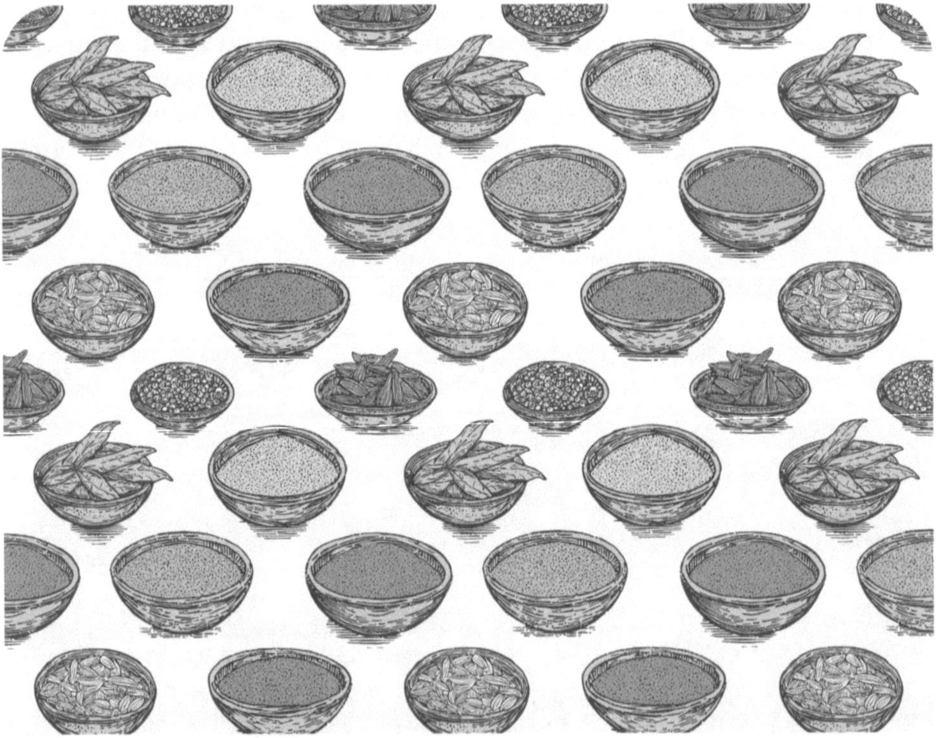

4. 1. 0. Preparazione delle spezie

La preparazione delle spezie è un'arte perfezionata nel corso dei millenni. Come sprigionano le spezie il loro pieno aroma? Quali tecniche consentono l'ottimale liberazione dei loro preziosi principi attivi? Dalla tostatura tradizionale alla macinatura accurata fino alla creazione di complesse paste di spezie, ogni fase di lavorazione segue principi precisi che influenzano in modo significativo l'esperienza gustativa finale. La preparazione delle spezie ayurvediche unisce abilità pratiche a una profonda conoscenza degli effetti delle spezie. Qual è il ruolo della temperatura nella tostatura? Quando è il momento ottimale per macinare? E come si possono conservare al meglio gli aromi ottenuti? Le pagine seguenti guidano sistematicamente attraverso le tecniche principali della preparazione delle spezie e mostrano come da semplici spezie possano svilupparsi esperienze gustative complesse.

„Le spezie intere dovrebbero essere macinate solo dopo la tostatura, poiché le spezie già macinate perdono rapidamente intensità e si adattano meno bene al processo di tostatura.“

4. 1. 1. Tostatura delle spezie

La tostatura delle spezie è una tecnica fondamentale nella cucina ayurvedica, che influisce notevolmente sul sapore dei piatti e porta alla piena espressione delle proprietà salutari delle spezie [s136]. Questa pratica, nota anche come tadka o temperaggio, può essere eseguita in vari modi, ciascun metodo produce le proprie caratteristiche sfumature di sapore [s137]. Nella tostatura tradizionale a secco, le spezie vengono riscaldate senza aggiunta di grassi, il che porta a un profondo cambiamento del sapore. Durante questo processo, i composti aromatici volatili si liberano e si sviluppano nuove note di sapore più complesse [s137]. Al contrario, la tostatura in olio intensifica gli aromi originali, rendendoli più intensi, mentre le spezie mantengono un aroma più chiaro e fresco [s137]. Si sono affermati tre metodi principali per la tostatura delle spezie: la tostatura in piccole quantità di olio, la tostatura lenta con cipolle e la tostatura rapida e intensa in olio caldo [s137]. Nel primo metodo, si inizia tipicamente con le spezie più grandi e robuste, aggiungendo gradualmente semi più piccoli. È importante utilizzare una padella pesante e controllare attentamente il calore [s136]. Per risultati ottimali, si dovrebbero seguire le seguenti istruzioni pratiche: riscaldare la padella a fuoco medio-basso e muovere continuamente le spezie con un cucchiaio di legno per garantire una tostatura uniforme e prevenire bruciature [s136]. Un esempio concreto è la tostatura del cumino: una volta che i primi semi iniziano a scoppiettare e liberano il loro aroma caratteristico, si possono aggiungere altre spezie come i semi di senape o le foglie di curry [s138]. Il metodo di tostatura lenta, particolarmente adatto per salse cremose, richiede pazienza e attenzione. In questo caso, le spezie vengono riscaldate delicatamente e lentamente insieme alle cipolle, permettendo agli aromi di svilupparsi gradualmente [s137]. Questo metodo è particolarmente adatto per miscele di spezie complesse, in cui diverse varietà di spezie devono fondersi armoniosamente. Il metodo di tostatura rapida viene spesso utilizzato come passaggio finale per conferire una nota aromatica al piatto finito. Le spezie vengono tostate brevemente in olio molto caldo e poi versate direttamente sul piatto [s137]. Questa tecnica è ad esempio utilizzata per rifinire il Dhal o i piatti di riso. Particolare attenzione merita l'uso di ghee o olio durante la tostatura. Le spezie dovrebbero essere tostate a fuoco basso fino a quando non sprigionano il loro pieno aroma [s139]. Questo è particolarmente vero per spezie delicate come le foglie di curry, che possono bruciare rapidamente [s140]. Un consiglio pratico è di ridurre immediatamente il calore non appena le prime spezie iniziano a sprigionare il loro profumo. È interessante notare che ci sono anche voci critiche sulla tostatura delle spezie. Alcuni esperti sostengono che un riscaldamento eccessivo possa far perdere preziosi oli aromatici [s141]. Per contrastare questo, si consiglia di limitare il tempo di tostatura a circa 10 minuti e di sfruttare al meglio le proprietà aromatiche degli oli essenziali [s136]. Per la migliore espressione del sapore, si dovrebbero sempre utilizzare spezie intere, che vengono macinate solo dopo la tostatura. Le spezie già macinate perdono rapidamente intensità e sono meno adatte al processo di tostatura [s136]. Un esempio pratico è la preparazione del garam_masala: le spezie intere vengono inizialmente tostate singolarmente, poi macinate insieme, sviluppando un profilo aromatico ricco e complesso. L'ordine di aggiunta delle spezie gioca un ruolo importante: spezie robuste come la cannella o il cardamomo vengono aggiunte per prime nella padella, seguite da semi più delicati come il cumino o il coriandolo [s137]. Questa tecnica consente a ogni spezia di sviluppare il proprio profilo aromatico ottimale, senza bruciare o diventare amara.

4. 1. 2. Macinazione e pestatura

La macinazione e la pestatura delle spezie è una tecnica fondamentale nella preparazione delle spezie ayurvediche, che contribuisce in modo significativo allo sviluppo degli aromi e delle proprietà terapeutiche. Il metodo tradizionale con mortaio e pestello occupa una posizione particolare, poiché rompe in modo ottimale le strutture cellulari delle spezie e attiva gli oli essenziali preziosi e terpeni [s142]. La scelta del mortaio giusto è decisiva per un risultato di macinazione ottimale. I mortai in granito si sono dimostrati particolarmente versatili e sono eccellenti per sminuzzare e macinare spezie dure. I mortai in marmo, invece, esprimono le loro potenzialità nella lavorazione di ingredienti freschi, noci e aglio [s142]. Un consiglio pratico per la scelta: prestare attenzione alle pareti interne rigate del mortaio, poiché offrono una migliore azione abrasiva e facilitano la macinazione [s142]. Quando si lavora con mortaio e pestello, è importante seguire alcune regole fondamentali: la ciotola non dovrebbe mai essere riempita oltre la metà, per evitare che le spezie volino in modo incontrollato [s143]. Un asciugamano piegato sotto il mortaio non solo protegge il piano di lavoro, ma attutisce anche i rumori durante la pestatura [s143]. La forma del mortaio gioca anch'essa un ruolo importante: un fondo ampio con pareti alte e leggermente inclinate offre la superficie di macinazione ottimale [s142]. Per coloro che non hanno un mortaio a disposizione, ci sono anche metodi alternativi: con utensili da cucina comuni come carta da forno, un mattarello di legno e un tagliere robusto, è possibile macinare le spezie in modo efficace [s144]. È importante, durante il processo di macinazione, fare pause regolari e scuotere le spezie per ottenere un risultato uniforme [s144].

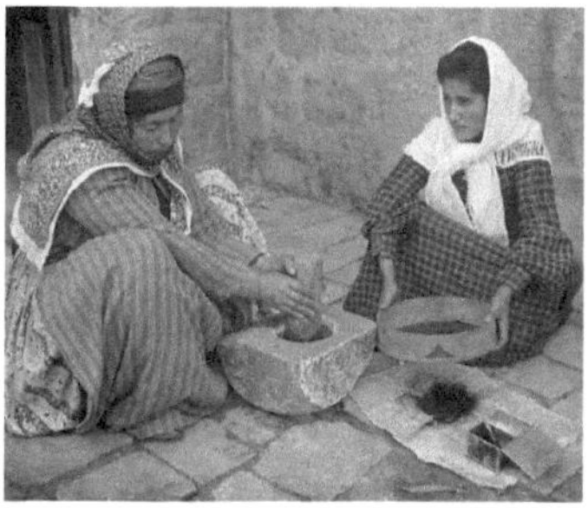

mortaio [i29]

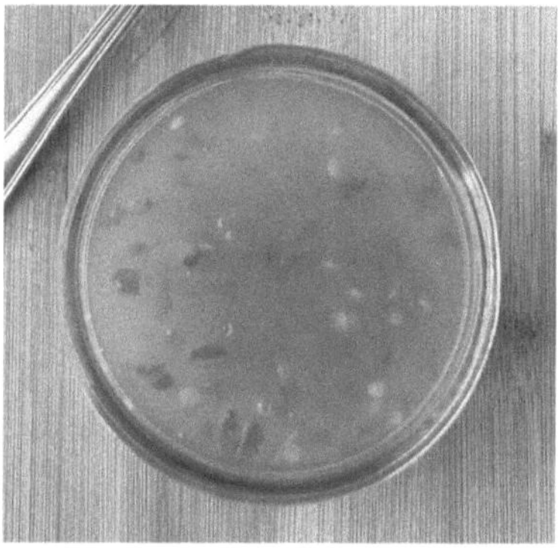

pasta di peperoncino [i30]

Un'applicazione particolarmente popolare di mortaio e pestello è la preparazione di paste di spezie, che servono come base aromatica per vari piatti [s143]. Un esempio classico è la preparazione di una pasta di peperoncino: peperoncini, aglio e scalogni vengono pestati fino a ottenere una massa omogenea, che si presta perfettamente come base per condimenti [s143]. Molti cuochi giurano su questo metodo tradizionale, nonostante il maggiore impegno, poiché libera gli aromi in modo particolarmente intenso [s143]. La cura del mortaio merita particolare attenzione: una pulizia delicata con acqua calda è di solito sufficiente, mentre si dovrebbe evitare il sapone per non danneggiare la superficie [s142]. Dopo la pulizia, il mortaio dovrebbe essere asciugato accuratamente per garantire la sua longevità. Per un risultato di macinazione particolarmente fine, è consigliabile setacciare le spezie pestate attraverso un setaccio grosso [s144]. Questo ulteriore passaggio consente di ottenere una consistenza più uniforme e rimuove particelle più grandi che potrebbero non essere state completamente sminuzzate. La combinazione di diverse spezie durante la macinazione dovrebbe essere ben ponderata e basata sull'ingrediente principale [s143]. È consigliabile iniziare con piccole quantità e avvicinarsi lentamente all'intensità desiderata. Le spezie appena macinate sprigionano un aroma decisamente più intenso rispetto ai prodotti già macinati e contribuiscono in modo significativo alla profondità di sapore dei piatti.

Glossario

Terpeni
Composti chimici naturali nelle piante, responsabili dell'odore caratteristico e che possono avere proprietà benefiche per la salute

4. 1. 3. Ammollo e attivazione

L'ammollo e l'attivazione delle spezie, dei legumi e di altri ingredienti è un processo importante nella cucina ayurvedica, che non solo migliora la digeribilità, ma ottimizza anche lo sviluppo del sapore [s145]. Questo metodo tradizionale si basa sulla comprensione che alcuni ingredienti possono esprimere il loro pieno potenziale solo attraverso un trattamento preliminare mirato. Per i legumi come le lenticchie, l'ammollo è particolarmente importante per la digeribilità. Idealmente, dovrebbero essere messi in ammollo per diverse ore in abbondante acqua fredda, con l'acqua di ammollo che viene scolata prima della cottura [s145]. Questo riduce le proteine difficili da digerire e accorcia notevolmente il tempo di cottura successivo. Un esempio pratico: mentre i fagioli non messi in ammollo richiedono circa 45-60 minuti di cottura, il tempo si riduce a circa 30 minuti per i fagioli messi in ammollo in precedenza [s146]. Durante il processo di cottura stesso, ci sono alcuni dettagli importanti da considerare: se si forma della schiuma sulla superficie, questa dovrebbe essere rimossa, poiché contiene proteine difficili da digerire [s145]. Un consiglio collaudato dalla pratica ayurvedica è di salare solo dopo la cottura, poiché il sale allungherebbe il processo di cottura [s146]. L'aggiunta di una spruzzata di succo di limone o lime alla fine del processo di cottura attiva ulteriormente gli enzimi digestivi [s145]. Anche per le spezie, l'ammollo gioca un ruolo importante nello sviluppo del sapore. Alcune spezie esprimono il loro pieno aroma solo dopo un breve bagno in acqua calda [s147]. Questo metodo è particolarmente efficace per spezie di alta qualità - i prodotti di bassa qualità non mostreranno una soddisfacente evoluzione del sapore nemmeno con l'ammollo [s147]. Un esempio pratico è la preparazione dei peperoncini secchi: mettendoli in ammollo in acqua calda per alcuni minuti, diventano più morbidi e rilasciano meglio i loro aromi nel piatto. La temperatura gioca un ruolo importante in tutti i processi di ammollo e attivazione. Mentre i legumi vengono messi in ammollo in acqua fredda, molte spezie necessitano di acqua calda per risultati ottimali [s147]. I piatti finiti dovrebbero essere serviti preferibilmente caldi, specialmente durante la stagione fredda, per supportare la digestione [s145]. Un altro aspetto importante è il controllo della qualità durante l'ammollo. Per i legumi, l'acqua dovrebbe essere chiara e priva di particelle sospese. Esemplari galleggianti o scoloriti dovrebbero essere scartati. Dopo l'ammollo, è consigliabile sciacquare accuratamente i legumi prima di ulteriori lavorazioni [s145]. Il tempo di ammollo varia a seconda dell'ingrediente e del risultato desiderato. Mentre alcune spezie richiedono solo pochi minuti, i legumi beneficiano di un tempo di ammollo più lungo, idealmente durante la notte [s146]. Un consiglio pratico per la vita quotidiana: se non si ha tempo per un lungo ammollo, si può prolungare il tempo di cottura, anche se il risultato finale sarà comunque gustoso, anche se la digeribilità potrebbe essere leggermente compromessa. La giusta combinazione di ammollo, attivazione e successiva preparazione è fondamentale per il successo dei piatti ayurvedici. È importante cuocere gli ingredienti fino alla consistenza desiderata - specialmente per i legumi, si dovrebbe prestare attenzione a una consistenza morbida e ben digeribile e non servirli al dente [s145].

4. 1. 4. Preparazione delle paste di spezie

La preparazione delle paste di spezie è una tecnica centrale della cucina ayurvedica, che consente di sviluppare aromi complessi e di conservarli in modo ottimale. Il processo inizia tipicamente con la tostatura attenta delle spezie in una padella asciutta, permettendo così ai loro oli essenziali di sprigionarsi e di liberare aromi intensi [s148]. Per una classica pasta di curry, si preparano inizialmente ingredienti freschi come cipolle, pomodori, zenzero e aglio. Questi formano la base aromatica della pasta [s149]. Le cipolle vengono tritate finemente o frullate in un robot da cucina, mentre lo zenzero e l'aglio vengono sbucciati e anch'essi tritati finemente. Facoltativamente, si può aggiungere anche peperoncino verde per ottenere una nota più piccante [s149]. La lavorazione avviene in più fasi: inizialmente, le spezie tostate vengono macinate in un mortaio o in un macinacaffè fino a ottenere una polvere fine. Successivamente, gli ingredienti freschi vengono lavorati nel robot da cucina fino a ottenere una massa omogenea [s148]. Un consiglio pratico è di non frullare gli ingredienti troppo a lungo, altrimenti fuoriesce troppa liquido e la pasta diventa troppo liquida.

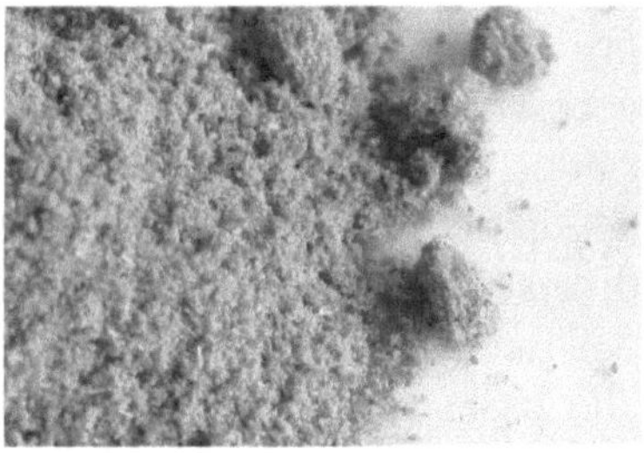

Miscela di spezie [i31]

Il vero affinamento della pasta avviene durante la rosolatura in olio. Inizialmente, si tostano brevemente spezie come le foglie di alloro, prima di aggiungere la massa frullata [s149]. Un aspetto importante per il tempo di cottura perfetto è il momento in cui l'olio si separa dalla pasta e questa assume un colore dorato. Questo può richiedere dai 15 ai 20 minuti, a seconda della quantità. Per insaporire la pasta, si utilizzano diverse polveri di spezie come peperoncino, coriandolo, curcuma e una miscela di spezie equilibrata [s149]. Queste vengono incorporate gradualmente, mentre è importante mescolare continuamente per evitare che si attacchino. La pasta finita dovrebbe avere una consistenza cremosa e un profumo aromatico intenso. La durata di conservazione della pasta di spezie può essere ottimizzata attraverso una corretta conservazione. In frigorifero si conserva fino a tre giorni, congelata anche per diversi mesi [s150]. Un consiglio pratico è quello di porzionare la pasta in stampi per cubetti di ghiaccio prima di congelarla, in modo da poter prelevare piccole quantità secondo necessità. Per l'uso della pasta nei piatti, viene inizialmente rosolata in olio caldo, fino a quando gli aromi si sprigionano. Successivamente, viene aggiunta una liquido come acqua o brodo e può essere combinata con diverse proteine o verdure [s150]. La quantità di pasta utilizzata dipende dall'intensità desiderata del piatto. Una particolare raffinatezza viene data alla pasta con l'aggiunta di erbe fresche come il coriandolo alla fine [s149]. Queste non solo conferiscono al piatto una nota fresca, ma supportano anche la digeribilità secondo l'insegnamento ayurvedico. La versatilità della pasta di spezie si manifesta nel suo utilizzo: può essere usata come base per curry, come marinata per verdure o carne, o come ingrediente aromatico in zuppe e stufati. La ricetta di base può essere adattata secondo il gusto personale e i principi dell'Ayurveda.

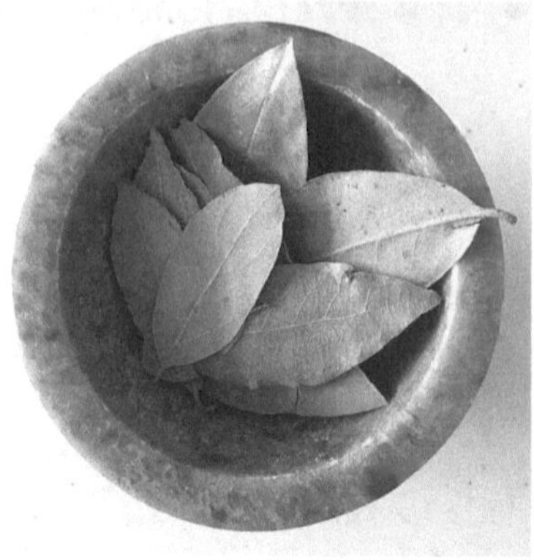

foglie di alloro [i32]

Glossario

oli essenziali
Oli vegetali volatili e profumati, ottenuti tramite distillazione o spremitura, responsabili dell'odore caratteristico delle spezie

Riepilogo - 4. 1. Preparazione delle spezie

- Il tostare delle spezie è conosciuto come Tadka o temperaggio e può avvenire a secco o in olio.
- La tostatura a secco porta a note di sapore più complesse, mentre la tostatura in olio esalta gli aromi originali.
- L'ordine nella tostatura inizia con spezie robuste come la cannella, seguite da quelle più delicate come il cumino.
- I mortai in granito sono particolarmente adatti per spezie dure, mentre i mortai in marmo sono ideali per ingredienti freschi e noci.
- Le superfici interne rigate del mortaio offrono una migliore azione di macinatura.
- La ciotola del mortaio dovrebbe essere riempita al massimo per metà per un controllo ottimale.
- Le paste di spezie, come base aromatica, vengono tradizionalmente preparate nel mortaio per un rilascio di aromi più intenso.
- L'ammollo riduce le proteine difficili da digerire e accorcia notevolmente i tempi di cottura.
- Il sale dovrebbe essere aggiunto solo dopo la cottura, poiché prolunga il processo di cottura.
- I peperoncini secchi sviluppano aromi migliori se immersi in acqua calda.
- La pasta di curry è ottimale quando l'olio si separa dalla massa e diventa dorato.
- Le paste di spezie si conservano in congelatore per diversi mesi e possono essere porzionate in forme per cubetti di ghiaccio.

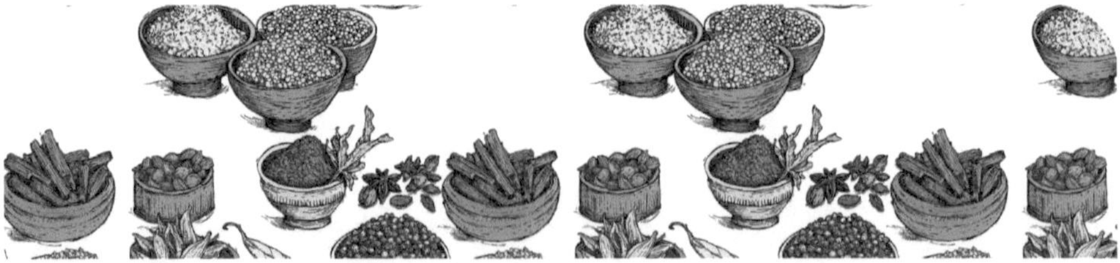

Revisione - 4. Applicazione pratica delle spezie

- La tostatura delle spezie è conosciuta come Tadka o temperaggio e può avvenire a secco o in olio.
- La tostatura a secco porta a un profondo cambiamento di sapore attraverso l'evaporazione di sostanze aromatiche volatili.
- La tostatura in olio intensifica gli aromi originali e conserva note più chiare.
- I mortai in granito sono particolarmente adatti per spezie dure, mentre i mortai in marmo sono ideali per ingredienti freschi.
- Le superfici interne rigate del mortaio offrono una migliore azione di macinatura.
- La ciotola del mortaio dovrebbe essere riempita al massimo per metà.
- Le paste di spezie sviluppano aromi complessi attraverso la tostatura delle spezie e si conservano bene.
- Per le paste di curry, le spezie tostate vengono prima macinate e poi lavorate con ingredienti freschi.
- Il punto di cottura ottimale della pasta si raggiunge quando l'olio si separa dalla massa.
- L'ammollo riduce le proteine difficili da digerire e accorcia notevolmente il tempo di cottura.
- Il sale dovrebbe essere aggiunto solo dopo la cottura, poiché prolunga il processo di cottura.
- Gli agrumi attivano inoltre gli enzimi digestivi alla fine del processo di cottura.
- Le spezie di alta qualità sprigionano il loro pieno aroma solo dopo un breve bagno in acqua calda.
- Il tempo di ammollo varia notevolmente: da pochi minuti per le spezie a tutta la notte per i legumi.

Offerte aggiuntive gratuite in programma

Siamo lieti di potervi offrire in futuro materiali supplementari gratuiti per questo libro:

- Un capitolo bonus esclusivo con contenuti aggiuntivi
- Un riassunto compatto dell'intero libro in formato PDF

La pubblicazione di questi materiali è prevista per gennaio 2025.
Vi invitiamo a visitare il nostro sito web già da oggi. Non appena il nostro servizio newsletter sarà attivo (previsto per gennaio 2025), potrete registrarvi per ricevere aggiornamenti e non perdere alcuna novità sulle offerte aggiuntive gratuite.

SaageBooks.com/it/conoscenza_delle_spezie_ayurvediche-bonus-OBL7P7

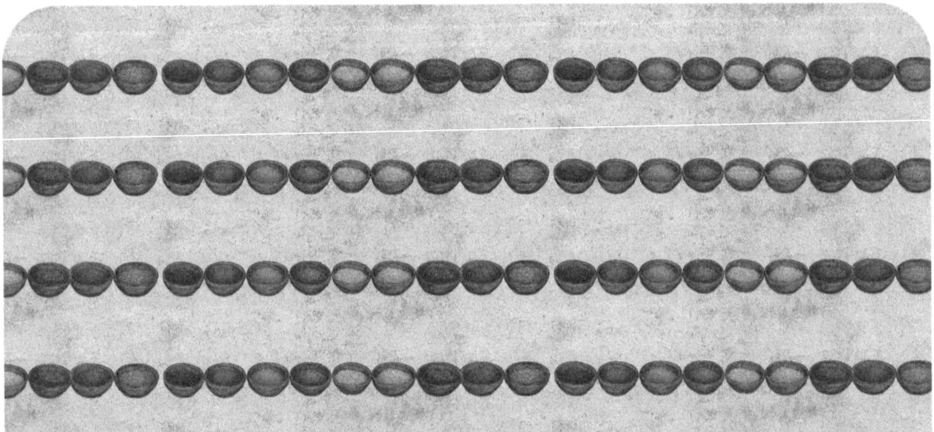

Cari lettori,

Sono profondamente onorato che abbiate dedicato del tempo a leggere il mio libro dall'inizio alla fine. Come autore, il mio più grande desiderio è fornirvi preziose intuizioni e una guida pratica. La vostra fiducia nel mio lavoro significa molto per me. Spero che la lettura sia stata arricchente per voi. Se avete domande o suggerimenti, non esitate a contattarmi attraverso il nostro sito web.

Se avete apprezzato questo libro, gradirei molto una recensione onesta. La vostra opinione è importante per me e aiuta altri lettori a prendere la loro decisione. Potete facilmente lasciare la vostra valutazione onesta sulla piattaforma di vendita dove avete acquistato il libro.
Grazie per il vostro supporto!

Artemis Saage

Saage Media GmbH

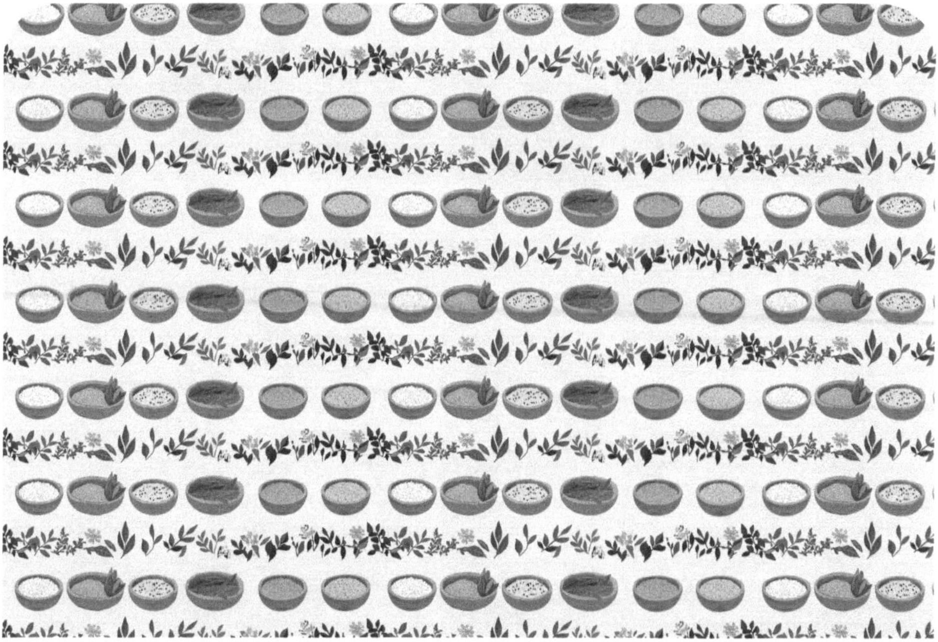

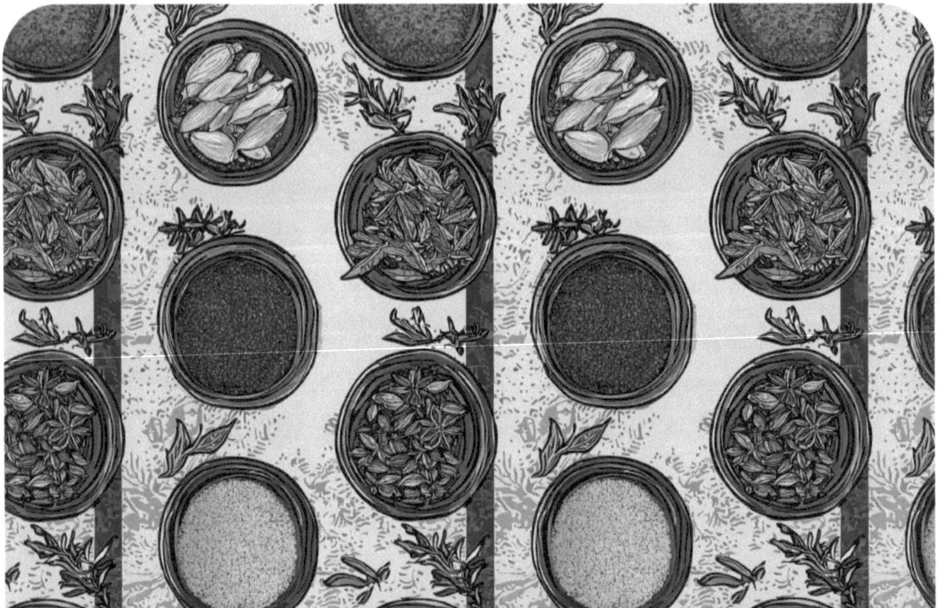

Fonti

I miei sinceri ringraziamenti vanno a tutti gli autori delle fonti scientifiche e non scientifiche citate, ai gestori dei siti web referenziati e ai creatori delle immagini, grafiche e studi utilizzati, il cui prezioso lavoro ha contribuito in modo significativo alla creazione di questo libro.
Per ulteriori informazioni, ti consiglio di visitare i siti web delle fonti.

Tutte le fonti sono state consultate l'ultima volta il: 2025-01-08

[s1] - https://pdfs.semanticscholar.org/1da4/d16cd1d313c6f51f1a3d8ba8177f43325844.pdf
Autore: Marilena Gilca Dorin Dragos **Titolo:** Extraoral Taste Receptor Discovery: New Light on Ayurvedic Pharmacology
Data di pubblicazione: 31 May 2017 **Sito web:** Hindawi
Editore: Hindawi Publishing Corporation

[s2] - https://sivanandayogafarm.org/blog/ayurvedic-herbs-and-six-tastes/
Autore: Swami Adi Parashaktiananda **Titolo:** Ayurvedic herbs and six tastes
di: Sivananda Yoga Farm **Data di pubblicazione:** 20200111
Sito web: Sivananda Yoga Farm

[s3] - https://holistic-pet-care.com/ayurveda-in-veterinary-medicine/
Autore: Dr Tejinder Sodhi DVM CVC **Titolo:** Ayurveda in Veterinary Medicine
di: Holistic Pet Care **Sito web:** holisticpetcarecom

[s4] - https://bettergreenhealth.com/an-understanding-of-six-tastes-or-rasas/
Autore: Kaylin Ruth Vandermissen **Titolo:** An Understanding Of Six Ayurvedic Tastes
Data di pubblicazione: August 6 2022 **Sito web:** Better Green Health

[s5] - https://happytummy.aashirvaad.com/en/healthy-eating/ayurvedic-diet-its-benefits-foods-to-eat-and-avoid-as-per-your-doshas/
Autore: Shruti Jain Dr Rashi Gupta BAMS **Titolo:** Ayurvedic Diet: Its Benefits Foods to Eat and Avoid as per Your Doshas
di: Aashirvaad **Data di pubblicazione:** 07 Nov 2024
Sito web: Happy Tummy

[s6] - https://sanjeevanam.com/blog/ayurvedas-influence-on-keralas-traditional-cuisine/
Titolo: Ayurvedas Influence on Keralas Traditional Cuisine **di:** Sanjeevanam
Data di pubblicazione: March 21 2024 **Sito web:** sanjeevanamcom

[s7] - https://vibrationalayurveda.com/food-details
Titolo: Food Details **di:** Vibrational Ayurveda
Sito web: Vibrational Ayurveda

[s8] - http://www.itmonline.org/arts/ayurherb.htm
Autore: Subhuti Dharmananda PhD **Titolo:** Ayurvedic Herbal Medicine and its Relation to Chinese Herbal Medicine
di: Institute for Traditional Medicine **Sito web:** ITM Online

[s9] - https://pubmed.ncbi.nlm.nih.gov/35015278/
Autore: Simone Maree Ormsby **Titolo:** Hot and Cold Theory: Evidence in Nutrition
di: NICM Health Research Institute Western Sydney University **Data di pubblicazione:** 2021
Sito web: PubMed **Editore:** Springer Nature Switzerland AG

[s10] - https://www.natureshum.net/blog/spices-to-warm-you-up
Autore: Humaira Quraishi ND MS **Titolo:** Spices To Warm You Up
di: Tebra Inc **Sito web:** natureshumnet

[s11] - https://www.hdfcergo.com/health-insurance/wellness-corner/cooling-ayurvedic-herbs
Titolo: 16 Ayurvedic Herbs to Cool Off As Temperatures Rise **di:** HDFC ERGO
Data di pubblicazione: July 18 2024 **Sito web:** HDFC ERGO

[s12] - https://holistic-pet-care.com/ayurveda-in-veterinary-medicine/
Autore: Dr Tejinder Sodhi DVM CVC **Titolo:** Ayurveda in Veterinary Medicine
di: Holistic Pet Care **Sito web:** holisticpetcarecom

[s13] - https://www.adb.org/sites/default/files/institutional-document/633886/adou2020bp-asian-traditions-wellness.pdf
Autore: Gerard Bodeker **Titolo:** Asian Traditions of Wellness
di: Asian Development Bank **Sito web:** Asian Development Bank

[s14] - https://fppn.biomedcentral.com/articles/10.1186/s43014-022-00089-x
Autore: K S Gayathry Jenny Ann John **Titolo:** A comprehensive review on bitter gourd M omordica charantia L as a gold mine of functional bioactive components for therapeutic foods
Data di pubblicazione: 20220525 **Sito web:** BMC Food Production Processing and Nutrition
Editore: BioMed Central

[s15] - http://www.itmonline.org/arts/ayurherb.htm
Autore: Subhuti Dharmananda PhD **Titolo:** Ayurvedic Herbal Medicine and its Relation to Chinese Herbal Medicine
di: Institute for Traditional Medicine **Sito web:** ITM Online

[s16] - https://www.phytojournal.com/archives/2019/vol8issue1/PartX/8-1-217-217.pdf
Autore: Joshi AA Pawar VS Bhokre CK Dr Sawate AR
Titolo: Preparation and quality evaluation of Maharashtrian traditional pulse cereal spice mix Metkut
di: Vasantrao Naik Marathwada Krishi Vidyapeeth
Data di pubblicazione: 20190101
Sito web: Journal of Pharmacognosy and Phytochemistry

[s17] - https://www.ncbi.nlm.nih.gov/books/NBK92752/
Autore: Sahdeo Prasad Bharat B Aggarwal
Titolo: Herbal Medicine: Biomolecular and Clinical Aspects
di: National Library of Medicine National Institutes of Health
Data di pubblicazione: 2011
Sito web: NCBI
Editore: CRC PressTaylor Francis

[s18] - https://www.indianhealthyrecipes.com/lemon-pickle/
Autore: Swasthi
Titolo: Lemon Pickle Recipe
di: Indian Healthy Recipes
Data di pubblicazione: April 2 2023
Sito web: Indian Healthy Recipes

[s19] - https://www.biryanipotirvine.com/authenticity-impact-values-in-every-bite.html
Titolo: The Impact of Authenticity: Why Our Values Matter in Every Bite
di: Biryani Pot
Sito web: Biryani Pot

[s20] - https://journalofethnicfoods.biomedcentral.com/articles/10.1186/s42779-023-00213-3
Autore: Rajnee Lata Ved Prakash Jaiswal Veena Paul Abhishek Dutt Tripathi Aparna Agarwal Dinesh Chandra Rai
Titolo: Standardization of process variables for development of traditional Indian dairy product herbal apple rabri with improved organoleptic textural antioxidants functional attributes and shelf life
Data di pubblicazione: 11 December 2023
Sito web: Journal of Ethnic Foods
Editore: Springer Nature

[s21] - https://www.ncbi.nlm.nih.gov/books/NBK92752/
Autore: Sahdeo Prasad Bharat B Aggarwal
Titolo: Herbal Medicine: Biomolecular and Clinical Aspects
di: National Library of Medicine National Institutes of Health
Data di pubblicazione: 2011
Sito web: NCBI
Editore: CRC PressTaylor Francis

[s22] - https://journalofethnicfoods.biomedcentral.com/articles/10.1186/s42779-023-00213-3
Autore: Rajnee Lata Ved Prakash Jaiswal Veena Paul Abhishek Dutt Tripathi Aparna Agarwal Dinesh Chandra Rai
Titolo: Standardization of process variables for development of traditional Indian dairy product herbal apple rabri with improved organoleptic textural antioxidants functional attributes and shelf life
Data di pubblicazione: 11 December 2023
Sito web: Journal of Ethnic Foods
Editore: Springer Nature

[s23] - https://ayurveda.com/incompatible-food-combining/
Autore: Usha and Vasant Lad BAMS MASc
Titolo: Food Combinations to Avoid as per Ayurveda
di: The Ayurvedic Institute
Data di pubblicazione: August 24 2021
Sito web: ayurvedacom

[s24] - https://ijarsct.co.in/Paper13737.pdf
Autore: Mrs Simoene Dias
Titolo: Exploring the Alchemy of Taste: A Comprehensive Analysis of Food Pairing and Flavour Combinations
di: AnjumanIIslams College of Hotel Tourism Management Studies Research Mumbai
Data di pubblicazione: January 2023
Sito web: wwwijarsctcoin
Editore: International Journal of Advanced Research in Science Communication and Technology IJARSCT

[s25] - https://recipes.timesofindia.com/web-stories/9-best-food-combinations-suggested-by-ayurveda/photostory/108351184.cms
Autore: Kritika Pushkarna
Titolo: 9 best food combinations suggested by Ayurveda
di: Times of India
Data di pubblicazione: Mar 9 2024
Sito web: Times of India

[s26] - https://www.kuchatea.com/blog/mulled-cider-teas/
Autore: Douglas Brown
Titolo: Add Zest and Zing to Mulled Cider With Tea Blends
di: Ku Cha
Data di pubblicazione: September 21 2022
Sito web: Ku Cha Tea

[s27] - https://ayurveda.com/incompatible-food-combining/
Autore: Usha and Vasant Lad BAMS MASc
Titolo: Food Combinations to Avoid as per Ayurveda
di: The Ayurvedic Institute
Data di pubblicazione: August 24 2021
Sito web: ayurvedacom

[s28] - https://senseandedibility.com/garam-masala-spice-blend/
Autore: Marta Rivera
Titolo: Garam Masala Spice Blend
di: Sense Edibility
Data di pubblicazione: February 15 2018
Sito web: Sense Edibility

[s29] - https://www.ncbi.nlm.nih.gov/books/NBK92775/
Autore: Ann M Bode Zigang Dong
Titolo: Herbal Medicine: Biomolecular and Clinical Aspects
di: National Library of Medicine National Institutes of Health
Data di pubblicazione: 2011
Sito web: NCBI
Editore: CRC PressTaylor Francis

[s30] - https://www.britannica.com/plant/ginger
Autore: The Editors of Encyclopaedia Britannica
Titolo: Ginger Description Plant Spice Rhizome Uses Flavor Facts
di: Encyclopaedia Britannica Inc
Data di pubblicazione: Nov 23 2024
Sito web: Britannica
Editore: Encyclopaedia Britannica Inc

[s31] - https://dietitianjohna.com/ginger-cinnamon-and-clove-tea-hot-or-cold/

Autore:	Johna Burdeos RD	**Titolo:**	Ginger Cinnamon and Clove Tea Hot or Cold
di:	Dietitian Johna	**Data di pubblicazione:**	February 2024
Sito web:	dietitianjohnacom		

[s32] - https://www.urmc.rochester.edu/encyclopedia/content.aspx?contenttypeid=1&contentid=1169

Titolo:	A Guide to Common Medicinal Herbs	**di:**	University of Rochester Medical Center
Sito web:	URMC		

[s33] - https://simhcottumwa.org/what-is-ginger-good-for-health-benefits-side-effects-drug-interactions/

Autore:	Ann Schreiber	**Titolo:**	What Is Ginger Good For? Health Benefits Side Effects Drug Interactions
di:	US National Center for Complementary and Integrative Health	**Data di pubblicazione:**	August 17 2023
Sito web:	Southern Iowa Mental Health Center		

[s34] - https://pubmed.ncbi.nlm.nih.gov/38474869/

Autore:	Joanna Szymczak Bogna GrygielGrniak Judyta CieleckaPiontek	**Titolo:**	Zingiber Officinale Roscoe: The Antiarthritic Potential of a Popular SpicePreclinical and Clinical Evidence
di:	Poznan University of Medical Sciences	**Data di pubblicazione:**	20240305
Sito web:	pubmedncbinlmnihgov	**Editore:**	Nutrients

[s35] - https://www.health.com/turmeric-and-ginger-benefits-8609865

Autore:	Isabel Vasquez RD LDN	**Titolo:**	Benefits of Turmeric and Ginger Together According to a Dietitian
di:	Health	**Data di pubblicazione:**	April 8 2024
Sito web:	Health	**Editore:**	Dotdash Meredith

[s36] - https://www.ncbi.nlm.nih.gov/books/NBK92752/

Autore:	Benzie IFF WachtelGalor S	**Titolo:**	Herbal Medicine: Biomolecular and Clinical Aspects
di:	National Library of Medicine National Institutes of Health	**Data di pubblicazione:**	2011
Sito web:	NCBI	**Editore:**	CRC PressTaylor Francis

[s37] - https://www.palomahealth.com/learn/benefits-turmeric-curcumin-thyroid

Autore:	Julia Walker RN BSN	**Titolo:**	Health Benefits Of Turmeric and Curcumin For Thyroid
di:	Paloma Health	**Data di pubblicazione:**	4112022
Sito web:	Paloma Health		

[s38] - https://www.bbcgoodfood.com/health/nutrition/health-benefits-turmeric

Autore:	Jo Williams Registered nutritionist	**Titolo:**	Top 11 health benefits of turmeric
di:	Good Food	**Data di pubblicazione:**	20230912
Sito web:	BBC Good Food	**Editore:**	Good Food

[s39] - https://consensus.app/home/blog/does-turmeric-reduce-inflammation/

Autore:	Consensus AI	**Titolo:**	Does Turmeric Reduce Inflammation?
di:	Consensus	**Sito web:**	Consensus

[s40] - https://pubmed.ncbi.nlm.nih.gov/29065496/

Autore:	Susan J Hewlings Douglas S Kalman	**Titolo:**	Curcumin: A Review of Its Effects on Human Health
Data di pubblicazione:	20171022	**Sito web:**	PubMed
Editore:	MDPI		

[s41] - https://pubmed.ncbi.nlm.nih.gov/27213821/

Autore:	Alexandra R Vaughn Amy Branum Raja K Sivamani	**Titolo:**	Effects of Turmeric Curcuma longa on Skin Health: A Systematic Review of the Clinical Evidence
di:	Lasya Wellness Vitality	**Data di pubblicazione:**	20160523
Sito web:	PubMed	**Editore:**	John Wiley Sons Ltd

[s42] https://www.health.com/turmeric-and-ginger-benefits-8609865

Autore:	Isabel Vasquez RD LDN	**Titolo:**	Benefits of Turmeric and Ginger Together According to a Dietitian
di:	Health	**Data di pubblicazione:**	April 8 2024
Sito web:	Health	**Editore:**	Dotdash Meredith

[s43] - https://www.signos.com/food-comparison/curcumin-vs-turmeric

Titolo:	Curcumin vs Turmeric Explained	**di:**	Signos
Sito web:	Signos		

[s44] - https://medicalxpress.com/news/2018-09-health-benefits-turmeric.html

Autore:	Anya Guy	**Titolo:**	Are there health benefits to taking turmeric?
di:	Mayo Clinic News Network	**Data di pubblicazione:**	20180921
Sito web:	Medical Xpress	**Editore:**	Mayo Foundation for Medical Education and Research

[s45] - https://www.healthieruny.com/resources/is-turmeric-good-for-thyroid

Autore:	Dr Donna Sergi	**Titolo:**	Spice Up Your Thyroid Health With Turmeric
di:	HealthierU	**Data di pubblicazione:**	October 22 2024
Sito web:	healthierunycom		

[s46] - https://discover.texasrealfood.com/vitality-vault/what-are-the-health-benefits-of-galangal

Titolo:	The Medicinal Power of Galangal	**di:**	Texas Real Food
Sito web:	Texas Real Food		

[s47] - https://www.maykaidee.com/ingredients/galangal

Titolo:	Galangal	**di:**	May Kaidee Company
Sito web:	May Kaidee		

[s48] - http://www.aimspress.com/article/doi/10.3934/agrfood.2024057?viewType=HTML

Autore:	R Amilia Destryana Teti Estiasih Sukardi Dodyk Pranowo	**Titolo:**	The potential uses of Galangal Alpinia sp essential oils as the sources of biologically active compounds
di:	AIMS Press	**Data di pubblicazione:**	02 December 2024
Sito web:	AIMS Agriculture and Food	**Editore:**	AIMS Press

[s49] - https://www.health.com/galangal-benefits-8675420
Autore: Lindsey DeSoto RD | **Titolo:** Health Benefits of Galangal
di: Health | **Data di pubblicazione:** July 31 2024
Sito web: Health | **Editore:** Dotdash Meredith

[s50] - https://www.vin.com/apputil/content/defaultadv1.aspx?id=7259168&pid=14365&print=1
Autore: B Fougere BSc BVMS hons MODT BHSc Comp Med MHSc Herb med CVA CVCP CVBM | **Titolo:** Popular Thai Culinary Herbs and How They Can Help Companion Animals
di: College of Integrative Veterinary Therapies | **Data di pubblicazione:** 2015
Sito web: VIN | **Editore:** World Small Animal Veterinary Association

[s51] - https://www.urmc.rochester.edu/encyclopedia/content.aspx?contenttypeid=19&contentid=Licorice
Titolo: Licorice Root | **di:** University of Rochester Medical Center
Sito web: URMC

[s52] - https://unitproj.library.ucla.edu/biomed/spice/index.cfm?displayID=17
Titolo: Learning about Spices | **di:** UCLA Louise M Darling Biomedical Library
Sito web: UCLA Biomedical Library | **Editore:** Regents of the University of California

[s53] - https://www.florajournal.com/vol2issue2/june2014/23.1.pdf
Autore: Monica Damle | **Titolo:** Glycyrrhiza glabra Liquorice a potent medicinal h erb
di: SVKMs Dr Bhanuben Nanavati College of Ph armacy | **Data di pubblicazione:** 20082014
Sito web: International Journal of Herbal Medicine

[s54] - https://medcraveonline.com/JAPLR/JAPLR-05-00156
Titolo: Journal of Analytical Pharmaceutical Research | **di:** MedCrave
Sito web: medcraveonlinecom

[s55] - https://yogachicago.com/2014/01/the-karma-of-plants/
Autore: Gary Gran | **Titolo:** The Karma of Plants
di: Yoga Chicago Ltd | **Data di pubblicazione:** MarApr 2011
Sito web: Yoga Chicago

[s56] - https://afju.springeropen.com/articles/10.1186/s12301-020-00111-z
Autore: Bibi Sedigheh Fazly Bazzaz Sareh Darvishi Fork Reza Ahmadi Bahman Khameneh | **Titolo:** Deep insights into urinary tract infections and ef fective natural remedies
di: Springer | **Data di pubblicazione:** 20210107
Sito web: African Journal of Urology | **Editore:** Springer

[s57] - https://www.florajournal.com/archives/2018/vol6issue2/PartB/7-1-27-280.pdf
Autore: Neha Vutakuri Sita Somara | **Titolo:** Natural and herbal medicine for breast cancer using Elettaria cardamomum L Maton
Data di pubblicazione: 20180214 | **Sito web:** International Journal of Herbal Medicine

[s58] - https://www.12tree.de/our-products-1
Titolo: Our Products | **di:** 12Tree
Sito web: 12Tree

[s59] - https://www.balyanputrasriwijaya.com/search/label/Spice
Titolo: Spice Exporter | **di:** Balyan Putra Sriwijaya
Data di pubblicazione: 7192023 | **Sito web:** balyanputrasriwijayacom

[s60] - https://environment.fiu.edu/what-we-study/projects/food-forest-initiative/_assets/food-forest-guide.pdf
Autore: Laura McCoy Alex Crow Jennifer Perez rika Rocha Guimares | **Titolo:** Common Tropical Food Forest Plants of South Florida
di: Florida International University FIU | **Sito web:** Florida International University
Editore: The Education Fund

[s61] - https://www.vahrehvah.com/indianfood/cardamom
Titolo: Everything about Cardamom | **di:** Vahrehvah
Sito web: Vahrehvah

[s62] - https://www.michellebessudo.com/blog/tumeric-chai-hot-chocolate
Titolo: Immune system boosting Tumeric chai hot chocolate | **di:** Michelle Bessudo
Sito web: michellebessudocom

[s63] - https://www.plantsjournal.com/archives/2018/vol6issue3/PartB/6-3-36-573.pdf
Autore: Anupam KR Sachan Sunil Kumar Kiran Kumari Deepti Singh | **Titolo:** Medicinal uses of spices used in our traditional c ulture: World wide
di: Dayanand Dinanath College Institute of P harmacy | **Data di pubblicazione:** 20180424
Sito web: Journal of Medicinal Plants Studies

[s64] - https://www.britannica.com/plant/cardamom
Autore: Gregory Lewis McNamee | **Titolo:** Cardamom Origins Taste Uses Benefits
di: Encyclopaedia Britannica | **Data di pubblicazione:** Nov 7 2024
Sito web: Britannica | **Editore:** Encyclopaedia Britannica

[s65] - https://www.plantsjournal.com/archives/2018/vol6issue3/PartB/6-3-36-573.pdf
Autore: Anupam KR Sachan Sunil Kumar Kiran Kumari Deepti Singh | **Titolo:** Medicinal uses of spices used in our traditional c ulture: World wide
di: Dayanand Dinanath College Institute of P harmacy | **Data di pubblicazione:** 20180424
Sito web: Journal of Medicinal Plants Studies

[s66] - https://ijrap.net/admin/php/uploads/2565_pdf.pdf
Autore: Shifali Thakur Isha Kumari Shailja Chaudhary Madhusudan S Hemlata Kaurav Gitika Chaudhary | **Titolo:** Coriander Coriandrum sativum: A Common I ndian Traditional Spice and Ayurvedic Remedy
di: Shuddhi Ayurveda Jeena Sikho Lifecare Pvt Ltd | **Data di pubblicazione:** 2021
Sito web: wwwijrapnet | **Editore:** Moksha Publishing House

[s67] - https://link.springer.com/10.1007/978-3-319-78030-6_44
Autore: Muhammad Jawad Iqbal Masood Sadiq Butt H afiz Ansar Rasul Suleria | **Titolo:** Coriander Coriandrum sativum L: Bioactive Molecules and Health Effects
di: Springer | **Data di pubblicazione:** 26 January 2019
Sito web: SpringerLink | **Editore:** Springer

[s68] - https://www.britannica.com/plant/black-cumin
Autore: Melissa Petruzzello **Titolo:** Black cumin Description Plant Seeds Spice Medicine Uses Facts
di: Encyclopaedia Britannica **Data di pubblicazione:** Nov 13 2024
Sito web: Britannica **Editore:** Encyclopaedia Britannica

[s69] - https://www.britannica.com/plant/black-cumin
Autore: Melissa Petruzzello **Titolo:** Black cumin Description Plant Seeds Spice Medicine Uses Facts
di: Encyclopaedia Britannica **Data di pubblicazione:** Nov 13 2024
Sito web: Britannica **Editore:** Encyclopaedia Britannica

[s70] - https://www.bigapplecurry.com/unveiling-the-magic-the-role-of-spices-in-indian-cooking/
Autore: Roland Marchand **Titolo:** Unveiling the Magic: The Role of Spices in Indian Cooking
di: FoodieSphere **Data di pubblicazione:** November 15 2024
Sito web: Big Apple Curry

[s71] - https://www.indianhealthyrecipes.com/jeera-rice-recipe/
Autore: Swasthi **Titolo:** Jeera Rice Recipe Cumin Rice
di: Indian Healthy Recipes **Data di pubblicazione:** August 28 2022
Sito web: Indian Healthy Recipes

[s72] - https://www.plantsjournal.com/archives/2018/vol6issue2/PartD/6-2-28-858.pdf
Autore: Tabasum Fatima Beenish Bazila Naseer Gousia Gani Tahiya Qadri Tashooq Ah Bhat **Titolo:** Antioxidant potential and health benefits of cumin
di: Kashmir Tibbiya College Hospital and Research Centre **Data di pubblicazione:** 20180208
Sito web: Journal of Medicinal Plants Studies

[s73] - https://myspicetrunk.com/2021/01/08/turmeric-cumin-rice/
Autore: Smita **Titolo:** Turmeric Cumin Rice
Data di pubblicazione: January 8 2021 **Sito web:** myspicetrunk

[s74] - https://www.satkartar.co.in/blog/incredible-health-benefits-of-fennel-saunf/
Autore: Nikhil Chandra **Titolo:** 15 Incredible Health Benefits of Fennel in Ayurvedic Pharmacopeia
di: Satkartar **Data di pubblicazione:** August 2 2023
Sito web: satkartarcoin

[s75] - https://www.mantrajc.com/spice-up-your-life-exploring-the-tradition-and-health-benefits-of-indian-spices/
Titolo: Spice Up Your Life: Exploring the Tradition and Health Benefits of Indian Spices **di:** Mantra Indian Restaurant
Data di pubblicazione: 20230110 **Sito web:** Mantra Jersey City
Editore: Mantra Indian Restaurant

[s76] - https://tendingthetable.com/2018/01/10/toasted-coconut-sleepy-time-milk/
Autore: sswerdlo **Titolo:** Toasted Coconut Sleepy Time Milk
di: Tending the Table **Data di pubblicazione:** January 10 2018
Sito web: tendingthetablecom

[s77] - http://www.elementalayurveda.com/blog/2014/10/22/medicine-makers-digest-perfect-pesto
Autore: Eva Saelens **Titolo:** Medicine Makers Digest: Perfect Pesto
di: Elemental Ayurveda **Data di pubblicazione:** October 22 2014
Sito web: Elemental Ayurveda

[s78] - https://www.mccormickscienceinstitute.com/content/msi/assets/Singeltary%20Nutr%20Today%2045,43,2010.pdf
Autore: Keith Singletary PhD **Titolo:** Black Pepper: Overview of Health Benefits
Data di pubblicazione: 2010 **Sito web:** McCormick Science Institute
Editore: Lippincott Williams Wilkins

[s79] - https://sabinsa.com/newsroom/articles/2000TheMedicinalUsesOfPepper.pdf
Autore: Dr Majeed and Prakash L **Titolo:** The Medicinal Uses of Pepper
Data di pubblicazione: JanMar 2000 **Sito web:** sabinsacom
Editore: International Pepper News

[s80] - https://bmccomplementmedtherapies.biomedcentral.com/articles/10.1186/1472-6882-13-275
Autore: Priyanga Ranasinghe Shehani Pigera GA Sirimal Premakumara Priyadarshani Galappaththy Godwin R Constantine Prasad Katulanda **Titolo:** Medicinal properties of true cinnamon Cinnamomum zeylanicum: a systematic review
di: BMC Complementary Medicine and Therapies **Data di pubblicazione:** 22 October 2013
Sito web: BMC Complementary Medicine and Therapies **Editore:** BMC

[s81] - https://www.britannica.com/plant/cinnamon
Autore: The Editors of Encyclopaedia Britannica **Titolo:** Cinnamon Plant Spice History Uses
di: Encyclopaedia Britannica Inc **Data di pubblicazione:** Dec 13 2024
Sito web: Britannica **Editore:** Encyclopaedia Britannica Inc

[s82] - http://www.stuartxchange.org/Canela
Titolo: Canela **di:** Stuart Xchange
Sito web: Stuart Xchange

[s83] - https://www.utep.edu/herbal-safety/populations/herbs-to-avoid-during-pregnancy.html
Titolo: Herbs to Avoid During Pregnancy **di:** The University of Texas at El Paso
Sito web: UTEP

[s84] - https://www.nature.com/articles/srep31906
Autore: HyunMyung Choi Yunu Jung Jinbong Park HyeLin Kim DongHyun Youn JongWook Kang MiYoung Jeong JongHyun Lee Woong Mo Yang SeokGeun Lee Kwang Seok Ahn JaeYoung Um **Titolo:** Cinnamomi Cortex Cinnamomum verum Suppresses Testosteroneinduced Benign Prostatic Hyperplasia by Regulating 5reductase
di: Nature Publishing Group **Data di pubblicazione:** 23 August 2016
Sito web: Nature **Editore:** Scientific Reports

[s85] - https://www.plantsjournal.com/archives/2018/vol6issue3/PartB/6-3-36-573.pdf
Autore: Anupam KR Sachan Sunil Kumar Kiran Kumari Deepti Singh **Titolo:** Medicinal uses of spices used in our traditional c ulture: World wide
di: Dayanand Dinanath College Institute of P harmacy **Data di pubblicazione:** 20180424
Sito web: Journal of Medicinal Plants Studies

[s86] - https://dietitianjohna.com/ginger-cinnamon-and-clove-tea-hot-or-cold/
Autore: Johna Burdeos RD **Titolo:** Ginger Cinnamon and Clove Tea Hot or Cold
di: Dietitian Johna **Data di pubblicazione:** February 2024
Sito web: dietitianjohnacom

[s87] - https://wjpr.s3.ap-south-1.amazonaws.com/article_issue/1620212639.pdf
Autore: Roshni Chaudhari Varsha Dhole Sadhana More Saraswati Kushwaha Dr Smita Takarkhede **Titolo:** Health Benefits of Herbs and Spices Review
di: Ideal College of Pharmacy **Data di pubblicazione:** 2021
Sito web: World Journal of Pharmaceutical Research

[s88] - https://www.foodandwine.com/nutmeg-what-it-is-and-how-to-use-it-7089902
Autore: Amelia Rampe **Titolo:** Everything You Need to Know About Nutmeg
di: Food Wine **Data di pubblicazione:** December 28 2022
Sito web: Food Wine

[s89] - https://www.wisdomlib.org/uploads/journals/wjpr/volume-10,-july-issue-8_17093.pdf
Autore: Ihjas Habeeb M Karunakar Hegde Shabaraya A R **Titolo:** Myristica Fragrans Houtt: A Brief Review
Data di pubblicazione: 202107 **Sito web:** World Journal of Pharmaceutical Research

[s90] - https://beta.nparks.gov.sg/docs/default-source/parks-docs/fort-canning-park/fort-canning-park-spice-garden-trail.pdf
Titolo: Fort Canning Park Spice Garden Trail **di:** National Parks Board
Data di pubblicazione: June 2013 **Sito web:** nparksgovsg

[s91] - https://wjpr.s3.ap-south-1.amazonaws.com/article_issue/492d37e35560b790ec0bfa1a8760c490.pdf
Autore: Sonal Sanjay Kharde **Titolo:** Overview of Nutmeg
di: Pravara Rural College of Pharmacy **Data di pubblicazione:** 202206
Sito web: World Journal of Pharmaceutical Research

[s92] - https://www.ijpcbs.com/articles/therapeutic-properties-of-jatipal-myristica-fragrance-houtt.pdf
Autore: PV Neeraja Elizabeth Margaret **Titolo:** Therapeutic Properties of Jatipal Myristica Fragr ance Houtt
Data di pubblicazione: 2016 **Sito web:** International Journal of Pharmaceutical Chemical and Biological Sciences

[s93] - https://ishanayurved.com/medicinal-plants/javitri-mace-spice/
Titolo: Javitri Mace Spice **di:** Ishan Educational Institutions
Sito web: ishanayurvedcom

[s94] - https://www.britannica.com/topic/saffron
Autore: The Editors of Encyclopaedia Britannica **Titolo:** Saffron Description History Uses
di: Encyclopaedia Britannica Inc **Data di pubblicazione:** Oct 29 2024
Sito web: Britannica **Editore:** Encyclopaedia Britannica Inc

[s95] - https://unitproj.library.ucla.edu/biomed/spice/index.cfm?displayID=22
Titolo: Learning about Spices **di:** UCLA
Sito web: UCLA Louise M Darling Biomedical Library **Editore:** Regents of the University of California

[s96] - https://www.cocchi.it/en/botanical-library/
Titolo: Botanical Library **di:** Giulio Cocchi Srl
Sito web: Cocchi

[s97] - https://practicalgastro.com/wp-content/uploads/2019/11/Medicinal-Plants-for-Digestive-Disorders-What-Gastroenterologist-Needs-to-Know.pdf
Autore: Richard W McCallum MD FACP FRACP Aust FACG AGAF Armando Enrique GonzlezStuart PhD **Titolo:** Medicinal Plants Used for Digestive Disorders What the Gastroenterologist Needs to Know
di: Texas Tech University Health and Sciences Department of Internal Medicine Gastro enterology Center for Neurogastroenterology and GI Motility **Data di pubblicazione:** September 2015
Sito web: Practical Gastroenterology

[s98] - https://www.jeeng.net/pdf-177404-98686?filename=Properties%20and.pdf
Autore: Grayna ukowska Zofia Durczyska **Titolo:** Properties and Applications of Essential Oils: A R eview
Data di pubblicazione: 20240101 **Sito web:** Journal of Ecological Engineering

[s99] - https://www.plantsjournal.com/archives/2018/vol6issue3/PartB/6-3-36-573.pdf
Autore: Anupam KR Sachan Sunil Kumar Kiran Kumari Deepti Singh **Titolo:** Medicinal uses of spices used in our traditional c ulture: World wide
di: Dayanand Dinanath College Institute of P harmacy **Data di pubblicazione:** 20180424
Sito web: Journal of Medicinal Plants Studies

[s100] - https://dewihargreaves.com/2020/07/15/the-centuries-old-spice-blend-we-dont-use-anymore/
Autore: Dewi Hargreaves **Titolo:** The CenturiesOld Spice Blend We Dont Use Anymore
Data di pubblicazione: July 15 2020 **Sito web:** Dewi Hargreaves

[s101] - https://ethiopianfood.wordpress.com/2014/06/01/the-ethiopian-spice-rack/
Autore: Harry Kloman **Titolo:** The Ethiopian Spice Rack
di: University of Pittsburgh **Data di pubblicazione:** June 1 2014
Sito web: Ethiopian Food

[s102] - https://www.savorynothings.com/homemade-gingerbread-spice-mix-perfect-gingerbread-recipe-free-printables/
Autore: Nora Rusev **Titolo:** Homemade Gingerbread Spice Mix
di: Savory Nothings **Data di pubblicazione:** 12122020
Sito web: Savory Nothings

[s103] - https://www.seriouseats.com/dinner-tonight-five-spice-noodles-with-broccoli-recipe
Autore: Nick Kindelsperger **Titolo:** Dinner Tonight: Chinese FiveSpice Noodles with Broccoli Recipe
di: Serious Eats **Data di pubblicazione:** August 09 2018
Sito web: Serious Eats

[s104] - https://thefirstmess.com/2022/11/30/vegan-spice-roasted-cauliflower-coconut-tomato-sauce-red-lentils/
Autore: Laura Wright **Titolo:** SpiceRoasted Cauliflower in Coconut Tomato Sauce with Lentils
Data di pubblicazione: 30112022 **Sito web:** The First Mess

[s105] - https://www.thejoyfulplateful.com/recipes/samosa-inspired-bowls
Autore: Kira Freed **Titolo:** SamosaInspired Bowls
di: The Joyful Plateful **Data di pubblicazione:** August 4 2021
Sito web: The Joyful Plateful

[s106] - https://www.breadandbasil.nyc/recipes/spiced-butternut-squash-soup
Autore: Julia Estrada **Titolo:** Spiced Butternut Squash Soup
Data di pubblicazione: 2021 **Sito web:** breadandbasilnyc

[s107] - http://somaskitchen.blogspot.com/2018/08/jowar-moong-khichdi.html
Autore: Soma **Titolo:** Jowar Moong Khichdi
Data di pubblicazione: 20180806 **Sito web:** Somas Kitchen
Editore: Blogger

[s108] - https://wellandfull.com/2016/03/red-lentil-kitchari-an-ayurvedic-cleanse/
Titolo: Red Lentil Kitchari An Ayurvedic Cleanse **di:** Well and Full
Data di pubblicazione: March 31 2016 **Sito web:** Well and Full

[s109] - https://ayurveda.com/recipes-kitchari/
Autore: Vasant Lad **Titolo:** Kitchari Recipe
di: The Ayurvedic Institute **Data di pubblicazione:** August 24 2021
Sito web: Ayurvedacom

[s110] - https://vidyaliving.com/recipe-box-sweet-potato-chili-skillet-cornbread/
Autore: Claire Ragozzino **Titolo:** Recipes: Sweet Potato Chili Skillet Cornbread
di: Vidya Living **Sito web:** Vidya Living

[s111] - http://indiacuisine.blogspot.com/2006/02/pesara-pappu-kattu-split-lentil.html
Autore: sailu **Titolo:** Pesara Pappu Kattu Split Lentil Seasoned with Spices
Data di pubblicazione: 20060202 **Sito web:** Sailus Food Indian Food Andhra Recipes Herbs Spices Ayurveda Home Remedies

[s112] - https://www.leftyspoon.com/2016/04/07/leftovers-kitchari-style/
Autore: Coco Morante **Titolo:** Leftovers Kitchari Style
di: Lefty Spoon **Data di pubblicazione:** April 7 2016
Sito web: Lefty Spoon

[s113] - http://daniellealex.com/turmeric-cumin-red-lentils-cancer-prevention-food/
Autore: Danielle Alex **Titolo:** Turmeric Cumin Red Lentils: Cancer Prevention Food
Data di pubblicazione: August 29th 2013 **Sito web:** daniellealexcom

[s114] - https://500sandwiches.com/post/23654986412/dal-baghaar
Titolo: Dal Baghaar Indian Split Peas with Spice and Shallots **di:** 500 Tasty Sandwiches
Data di pubblicazione: May 24th 2011 **Sito web:** 500 Sandwiches

[s115] - https://thespiceadventuress.com/2019/03/07/the-yogic-kitchen/
Autore: Dhanya Samuel **Titolo:** Marinated Chicken with Coconut Lime dressing The Yogic Kitchen
di: The Spice Adventuress **Data di pubblicazione:** March 7 2019
Sito web: The Spice Adventuress

[s116] - https://www.jasminehemsley.com/friends-of-east-by-west/2020/5/11/niti-sheth
Autore: Niti Sheth **Titolo:** Friends of East by West
di: Jasmine Hemsley **Data di pubblicazione:** 20200511
Sito web: Jasmine Hemsley

[s117] - https://jivitaayurveda.com/everything-is-allowed-in-ayurveda-even-mushrooms/
Autore: Anu Paavola **Titolo:** Everything is Allowed in Ayurveda Even Mushrooms
di: Jivita Ayurveda **Sito web:** Jivita Ayurveda

[s118] - https://www.jeevalifestyle.com/blog/ayurvedic-minestrone
Autore: Akshata **Titolo:** Ayurvedic Minestrone
di: JeevaLifestyle LLC **Data di pubblicazione:** 20140207
Sito web: Jeeva Lifestyle

[s119] - https://maukaindiancuisine.com/blog/authentic-indian-spices-elevate-your-cooking-with-rich-flavors
Titolo: Authentic Indian Spices: Elevate Your Cooking with Rich Flavors **di:** Mauka Indian Cuisine
Data di pubblicazione: 20240529 **Sito web:** Mauka Indian Cuisine

[s120] - https://suntorytime106.wordpress.com/2017/07/28/ryukyu-mex-okinawas-original-fusion-food/
Autore: Alison **Titolo:** RykyMex: Okinawas Original Fusion Food
Data di pubblicazione: July 28 2017 **Sito web:** suntorytime106wordpresscom

[s121] - https://eatanmol.com/south-asian-fusion-wedding-catering/
Autore: Mohammad Patel **Titolo:** South Asian Fusion Wedding Catering: A Celebration of Culinary Diversity and Creativity
di: Anmol **Data di pubblicazione:** April 16 2024
Sito web: EAT ANMOL

[s122] - https://www.pangaeaoceanave.com/news-item/the-art-of-fusion-how-asian-flavors-are-transforming-modern-dining/
Titolo: The Art of Fusion: How Asian Flavors are Transforming Modern Dining **di:** Pangaea Grill
Sito web: Pangaea Ocean Ave

[s123] - https://elpollonorteno.net/are-mexican-hot-sauces-authentic-a-look-at-traditional-vs-modern-varieties/
Titolo: Are Mexican Hot Sauces Authentic? A Look at Traditional vs Modern Varieties **di:** El Pollo Norteo
Data di pubblicazione: August 10 2024 **Sito web:** El Pollo Norteo
Editore: Uniko Media Group

[s124] - https://eatanmol.com/south-asian-fusion-wedding-catering/
Autore: Mohammad Patel **Titolo:** South Asian Fusion Wedding Catering: A C elebration of Culinary Diversity and Creativity
di: Anmol **Data di pubblicazione:** April 16 2024
Sito web: EAT ANMOL

[s125] - https://www.sushihanasan.com/
di: Sushihana Japanese Restaurant **Sito web:** sushihanasancom

[s126] - https://thestonesoup.com/blog/2010/06/24/the-absolute-beginners-guide-to-the-art-of-seasoning-5-ingredients-10-minutes/
Autore: Jules Clancy **Titolo:** The Absolute Beginners Guide to the Art of Seasoning
Data di pubblicazione: 20100624 **Sito web:** The Stone Soup

[s127] - https://dellago.org/2013/03/14/2329/
Autore: Kathrin **Titolo:** Make My Morning Masala Chai
Data di pubblicazione: 03142013 **Sito web:** Come and Cook with Us

[s128] - https://www.foodandwine.com/cooking-techniques/how-to-cook-shrimp-boil
Autore: Hunter Lewis **Titolo:** How to Cook a Proper Shrimp Boil
di: Food Wine **Data di pubblicazione:** July 20 2022
Sito web: Food Wine

[s129] - https://www.allrecipes.com/article/when-to-add-salt-during-cooking/
Autore: David McCann **Titolo:** When You Add Salt During Cooking Matters Heres Why
di: Allrecipes **Data di pubblicazione:** March 24 2021
Sito web: Allrecipes

[s130] - https://farmerandchef.co.uk/blog/get-more-from-your-ingredients
Autore: Sam Cooper **Titolo:** Get More Flavour From Your Ingredients
Data di pubblicazione: 11 May **Sito web:** farmerandchefcouk

[s131] - https://thestonesoup.com/blog/2010/06/24/the-absolute-beginners-guide-to-the-art-of-seasoning-5-ingredients-10-minutes/
Autore: Jules Clancy **Titolo:** The Absolute Beginners Guide to the Art of Seasoning
Data di pubblicazione: 20100624 **Sito web:** The Stone Soup

[s132] - https://nutritionfacts.org/topics/spices/
Titolo: Spices **di:** NutritionFactsorg
Sito web: NutritionFactsorg

[s133] - https://dietitianjohna.com/ginger-cinnamon-and-clove-tea-hot-or-cold/
Autore: Johna Burdeos RD **Titolo:** Ginger Cinnamon and Clove Tea Hot or Cold
di: Dietitian Johna **Data di pubblicazione:** February 2024
Sito web: dietitianjohnacom

[s134] - https://www.nuggmd.com/blog/marijuana-tea-benefits
Autore: Andrew Ward **Titolo:** 3 Cannabis Tea Recipes For Complete Beginners
di: NuggMD **Data di pubblicazione:** March 8 2023
Sito web: NuggMD

[s135] - https://wintergreenbotanicals.com/2020/05/12/tinctures/
Autore: Maria Noel Groves **Titolo:** How to Make Herbal Tinctures
di: Wintergreen Botanicals **Data di pubblicazione:** May 12 2020
Sito web: Wintergreen Botanicals

[s136] - http://www.spicesherpa.com/holiday-cooking-tip-dry-roasting-spices/
Autore: Spice Sherpa **Titolo:** Holiday Cooking Tip: Dry Roasting Spices
Data di pubblicazione: November 14 2010 **Sito web:** Spice Sherpa

[s137] - https://www.seriouseats.com/indian-spices-101-benefits-frying-spices
Autore: Denise Dsilva Sankh **Titolo:** Indian Spices 101: The Benefits of Frying Spices
di: Serious Eats **Data di pubblicazione:** August 10 2018
Sito web: Serious Eats **Editore:** Dotdash Meredith

[s138] - https://bowlsandflows.com/kitchari-recipe/
Titolo: Kitchari: cleanse nourish and reset **di:** Bowls and Flows
Data di pubblicazione: August 25 2023 **Sito web:** Bowls and Flows

[s139] - https://www.indianhealthyrecipes.com/jeera-rice-recipe/
Autore: Swasthi **Titolo:** Jeera Rice Recipe Cumin Rice
di: Indian Healthy Recipes **Data di pubblicazione:** August 28 2022
Sito web: Indian Healthy Recipes

[s140] - https://thespiceadventuress.com/2014/09/19/curry-leaf-rice-karu-vepillai-sadam/
Autore: Dhanya Samuel **Titolo:** South Indian Curry Leaf Rice Karu vepillai Sadam
di: The Spice Adventuress **Data di pubblicazione:** September 19 2014
Sito web: The Spice Adventuress

[s141] - http://www.banaraskakhana.com/2009/08/curries-and-spices-therapeutic.html
Titolo: Curries and Spices: Therapeutic Properties of Spices **di:** Banaras Ka Khana
Data di pubblicazione: 20090817 **Sito web:** Banaras Ka Khana

[s142] - https://www.seriouseats.com/best-mortars-and-pestles
Autore: Greg Baker **Titolo:** I Tested 13 Mortar and Pestle Sets to Find the Bes t Ones for Spices Pesto and Curry Pastes
di: Serious Eats **Data di pubblicazione:** November 18 2024
Sito web: Serious Eats

[s143] - https://sheere-ng.com/a-crush-for-mortar-and-pestle/
Autore: Sheere Ng **Titolo:** A Crush for Mortar and Pestle
Data di pubblicazione: March 12 2019 **Sito web:** sheerengcom

[s144] - https://www.cooklikeczechs.com/how-to-grind-spices-by-hand/
Autore: Petra **Titolo:** How to Grind Spices by Hand without Mortar and Pestle
di: Cook Like Czechs **Data di pubblicazione:** 20230110
Sito web: Cook Like Czechs

[s145] - https://gutsyperformancenutrition.com/2019/10/22/gingered-sweet-potato-dal-tips-for-better-digestion/
Autore: Rebecca **Titolo:** Gingered Sweet Potato Dal tips for better digesti on
di: GUTSy Performance Nutrition **Data di pubblicazione:** October 22 2019
Sito web: GUTSy Performance Nutrition

[s146] - https://www.ratedvfood.com/blog/salvadoran-red-beans-recipe-amp-breakfast
Autore: Eunice aka RatedVFood **Titolo:** Salvadoran Red Beans Recipe 2 Ways
di: Rated V Food **Data di pubblicazione:** May 7
Sito web: Rated V Food

[s147] - https://toriavey.com/saffron-rice/
Autore: Tori Avey **Titolo:** Saffron Rice
Data di pubblicazione: April 24 2022 **Sito web:** Tori Avey

[s148] - https://chewtown.com/2015/11/pork-tikka-masala/
Autore: Amanda Michetti **Titolo:** Pork Tikka Masala
di: Chew Town **Data di pubblicazione:** 12th Nov 2015
Sito web: Chew Town

[s149] - https://www.allrecipes.com/recipe/236564/chana-masala-savory-indian-chick-peas/
Autore: latinmama **Titolo:** Chana Masala Savory Indian Chick Peas
di: Allrecipes **Data di pubblicazione:** November 14 2024
Sito web: Allrecipes **Editore:** Dotdash Meredith

[s150] - https://holycowvegan.net/easy-indian-curry-paste/
Autore: Vaishali **Titolo:** Easy Indian Curry Paste
di: Holy Cow Vegan **Data di pubblicazione:** Oct 25 2021
Sito web: Holy Cow Vegan

Fonti delle immagini

Informazioni su tutte le immagini seguenti

Nessuna delle immagini è stata modificata, è stata adattata solo la risoluzione. Tutte le immagini mantengono la licenza originale.
Nonostante un'attenta revisione, non è possibile garantire l'accuratezza e l'attribuzione delle immagini.
Tutte le immagini utilizzate sono state impiegate in conformità con i rispettivi termini di licenza.
Nella versione eBook, le immagini sono state raccolte in collage numerati.
Tutte le immagini sono state recuperate e verificate 2025-01-08.

Licenze utilizzate

CC0	http://creativecommons.org/publicdomain/zero/1.0/deed.en
CC BY 4.0	https://creativecommons.org/licenses/by/4.0
CC BY 3.0	https://creativecommons.org/licenses/by/3.0
CC BY 2.0	https://creativecommons.org/licenses/by/2.0

Crediti immagini

[i1] - 001_002_001_image_pickling.jpeg
https://upload.wikimedia.org/wikipedia/commons/a/af/Adding_spices_to_jar_of_pickled_asparagus.jpg
Date: 20170505 **di:** Ser Amantio di Nicolao
Artista: Nutrition Food Safety Health **License:** CC0 http:creativecommonsorgpublicdomainzero10deeden

[i2] - 001_003_002_image_gruener_tee.jpeg
https://upload.wikimedia.org/wikipedia/commons/3/36/Green_tea_3_appearances.jpg
Date: 20110521 **di:** Bill Ukers
Artista: Alessandro Martini **License:** CC0 http:creativecommonsorgpublicdomainzero10deeden

[i3] - 001_003_002_image_honig.jpeg
https://upload.wikimedia.org/wikipedia/commons/c/cc/Runny_hunny.jpg
Date: sconosciuto **di:** 17Drewcommonswiki
Artista: Scott Bauer USDA ARS **License:** Public domain

[i4] - 002_001_002_image_psoriasis.jpeg
https://upload.wikimedia.org/wikipedia/commons/e/e9/Psoriasis_guttata.jpg
Date: 20100925 **di:** Smallman12q
Artista: George Henry Fox **License:** Public domain

[i5] - 002_001_003_image_galgant.jpeg
https://upload.wikimedia.org/wikipedia/commons/6/69/Galangal_ready_for_preparation.png
Date: 20080920 **di:** File Upload Bot Magnus Manske
Artista: Piano non troppo **License:** Public domain

[i6] - 002_001_003_image_eucalyptol.jpeg
https://upload.wikimedia.org/wikipedia/commons/c/ce/Eucalyptol3D-4.png
Date: 20090117 **di:** Itineranttrader
License: Public domain

[i7] - 002_001_003_image_gallussaeure.jpeg
https://upload.wikimedia.org/wikipedia/commons/2/2c/Gallic_acid_molecule_spacefill_from_xtal.png
Date: 20150712 **di:** Jynto
License: CC0 http:creativecommonsorgpublicdomainzero10deeden

[i8] - 002_001_003_image_quercetin.jpeg
https://upload.wikimedia.org/wikipedia/commons/2/2e/Quercetin-3D-spacefill.png
Date: 20110528 **di:** Jynto
License: CC0 http:creativecommonsorgpublicdomainzero10deeden

[i9] - 002_001_004_image_glycyrrhizin.jpeg
https://upload.wikimedia.org/wikipedia/commons/e/e5/Glycyrrhizin_ball-and-stick.png
Date: 20130720 **di:** Morska Papuzka
Artista: MarinaVladivostok **License:** CC0 http:creativecommonsorgpublicdomainzero10deeden

[i10] - 002_001_004_image_suessholzwurzel.jpeg
https://upload.wikimedia.org/wikipedia/commons/1/1e/Glycyrrhiza_lepidota_NPS-1.jpg
Date: 20070621 **di:** Stickpen
Artista: Jim Pisarowicz **License:** Public domain

[i11] - 002_002_002_image_polyphenole.jpeg
https://upload.wikimedia.org/wikipedia/commons/1/17/3D_molecula.jpg
Date: 20231028 **di:** Isiscs
Artista: PubChem **License:** CC BY 40 https:creativecommonsorglicensesby40

[i12] - 002_002_002_image_sterole.jpeg
https://upload.wikimedia.org/wikipedia/commons/a/ad/Brassicasterol_molecule_spacefill.png
Date: 20110804 **di:** Jynto
License: CC0 http:creativecommonsorgpublicdomainzero10deeden

[i13] - 002_002_002_image_linalool.jpeg
https://upload.wikimedia.org/wikipedia/commons/7/70/%28S%29-Linalool_molecule_spacefill.png
Date: 20110804 **di:** Jynto
License: CC0 http:creativecommonsorgpublicdomainzero10deeden

[i14] - 002_002_002_image_tocole.jpeg
https://upload.wikimedia.org/wikipedia/commons/f/f0/Vitamin-E-from-xtal-3D-bs-17.png
Date: 20231022 **di:** Benjahbmm27
Artista: Ben Mills **License:** Public domain

[i15] - 002_003_001_image_eugenol.jpeg
https://upload.wikimedia.org/wikipedia/commons/0/08/Eugenol-3D-spacefill.png
Date: 20110610 **di:** Jynto
License: CC0 http:creativecommonsorgpublicdomainzero10deeden

[i16] - 002_003_002_image_antioxidantien.jpeg
https://upload.wikimedia.org/wikipedia/commons/3/3c/Glutathione-3D-vdW.png
Date: 20070624 **di:**
Artista: Ben Mills **License:** Public domain

[i17] - 002_003_003_image_carotinoide.jpeg
https://upload.wikimedia.org/wikipedia/commons/4/49/Phytofluene_molecule_spacefill.png
Date: 20150212 **di:** Jynto
License: CC0 http:creativecommonsorgpublicdomainzero10deeden

[i18] - 002_003_003_image_terpenoide.jpeg
https://upload.wikimedia.org/wikipedia/commons/5/5f/Beta-Myrcene_molecule_ball.png
Date: 20110829 **di:** Jynto
License: CC0 http:creativecommonsorgpublicdomainzero10deeden

[i19] - 002_003_005_image_aetherische_oele.jpeg
https://upload.wikimedia.org/wikipedia/commons/b/ba/RutaGraveolensEssentialOil.png
Date: 20090222 **di:** Cmdrjameson
Artista: Itineranttrader **License:** Public domain

[i20] - 003_002_002_image_harissa.jpeg
https://upload.wikimedia.org/wikipedia/commons/d/d6/Harissa_in_a_jar_%28vertical%29.jpg
Date: 20101101 **di:** Grzegorz Wysocki
Artista: Jules jules:stonesoup **License:** CC BY 30 https:creativecommonsorglicensesby30

[i21] - 003_002_002_image_shichimi_togarashi.jpeg
https://upload.wikimedia.org/wikipedia/commons/d/d2/Shichimi_002.jpg
Date: 20220519 **di:** E136
Artista: http:wwwrecipelabjpsozaidetail1779 **License:** CC0 http:creativecommonsorgpublicdomainzero10deeden

[i22] - 003_003_001_image_chili.jpeg
https://upload.wikimedia.org/wikipedia/commons/f/f8/VitorJubini_MercadoDaVilaRubim_Vitoria_ES_%2839182859020%29_%28square_crop%29.jpg
Date: 20180301 **di:** ArionStar
Artista: MTur Destinos **License:** Public domain

[i23] - 003_003_001_image_asiapfanne.jpeg
https://upload.wikimedia.org/wikipedia/commons/5/54/Wok_cooking_and_the_heat_source_by_The_Pocket_in_Nanjing.jpg
Date: 20060322 **di:** Opponent
Artista: The Pocket **License:** CC BY 20 https:creativecommonsorglicensesby20

[i24] - 003_003_002_image_huelsenfruechte.jpeg
https://upload.wikimedia.org/wikipedia/commons/e/e7/Various_legumes.jpg
Date: 20131213 **di:** FarnhamJ
Artista: Keith Weller Agricultural Research Service USDA **License:** Public domain

[i25] - 003_003_002_image_marinaden.jpeg
https://upload.wikimedia.org/wikipedia/commons/c/cd/Marination_set%2C_Marinating%2C_Rostov-on-Don%2C_Russia.jpg
Date: 20131117 **di:** Argenberg
License: CC BY 40 https:creativecommonsorglicensesby40

[i26] - 003_003_002_image_pilze.jpeg
https://upload.wikimedia.org/wikipedia/commons/6/65/Sparrige_Sch%C3%BCppling_%28Pholiota_squarrosa%29.jpg
Date: 20131014 **di:** Holleday
Artista: Holger Krisp **License:** CC BY 30 https:creativecommonsorglicensesby30

[i27] - 003_003_002_image_gewuerzzugabe.jpeg
https://upload.wikimedia.org/wikipedia/commons/5/56/Applying_a_spice_rub_to_pork_ribs_for_a_barbecue_-_20080329.jpg
Date: 20080329 **di:** Flickr upload bot
Artista: Daryn Nakhuda **License:** CC BY 20 https:creativecommonsorglicensesby20

[i28] - 003_003_003_image_glycerin.jpeg
https://upload.wikimedia.org/wikipedia/commons/c/c7/Glycerol-3D-balls.png
Date: 20070505 **di:** Benjahbmm27
License: Public domain

[i29] - 004_001_002_image_moerser.jpeg
https://upload.wikimedia.org/wikipedia/commons/b/b0/Palestinian_women_grinding_coffee_beans.jpg
Date: 1905 **di:** Sarah SchneiderCH
Artista: Keystone View Company **License:** Public domain

[i30] - 004_001_002_image_chilipaste.jpeg
https://upload.wikimedia.org/wikipedia/commons/7/75/Sweet_Chili_Sauce_%28cropped%29.jpg
Date: 20130331 **di:** Belbury
Artista: ImpromptuKitchen **License:** CC BY 20 https:creativecommonsorglicensesby20

[i31] - 004_001_004_image_gewuerzmischung.jpeg
https://upload.wikimedia.org/wikipedia/commons/c/c0/Nahrungsmittel_2012-07-08-9512.jpg

Date:	20120708	**di:**	Slick
License:	CC0 http:creativecommonsorgpublicdomainzero10deeden		

[i32] - 004_001_004_image_lorbeerblaetter.jpeg
https://upload.wikimedia.org/wikipedia/commons/c/c2/Whole_Bay_Leaves.jpg

Date:	20240828	**di:**	Misterneedlemouse
License:	CC0 http:creativecommonsorgpublicdomainzero10deeden		

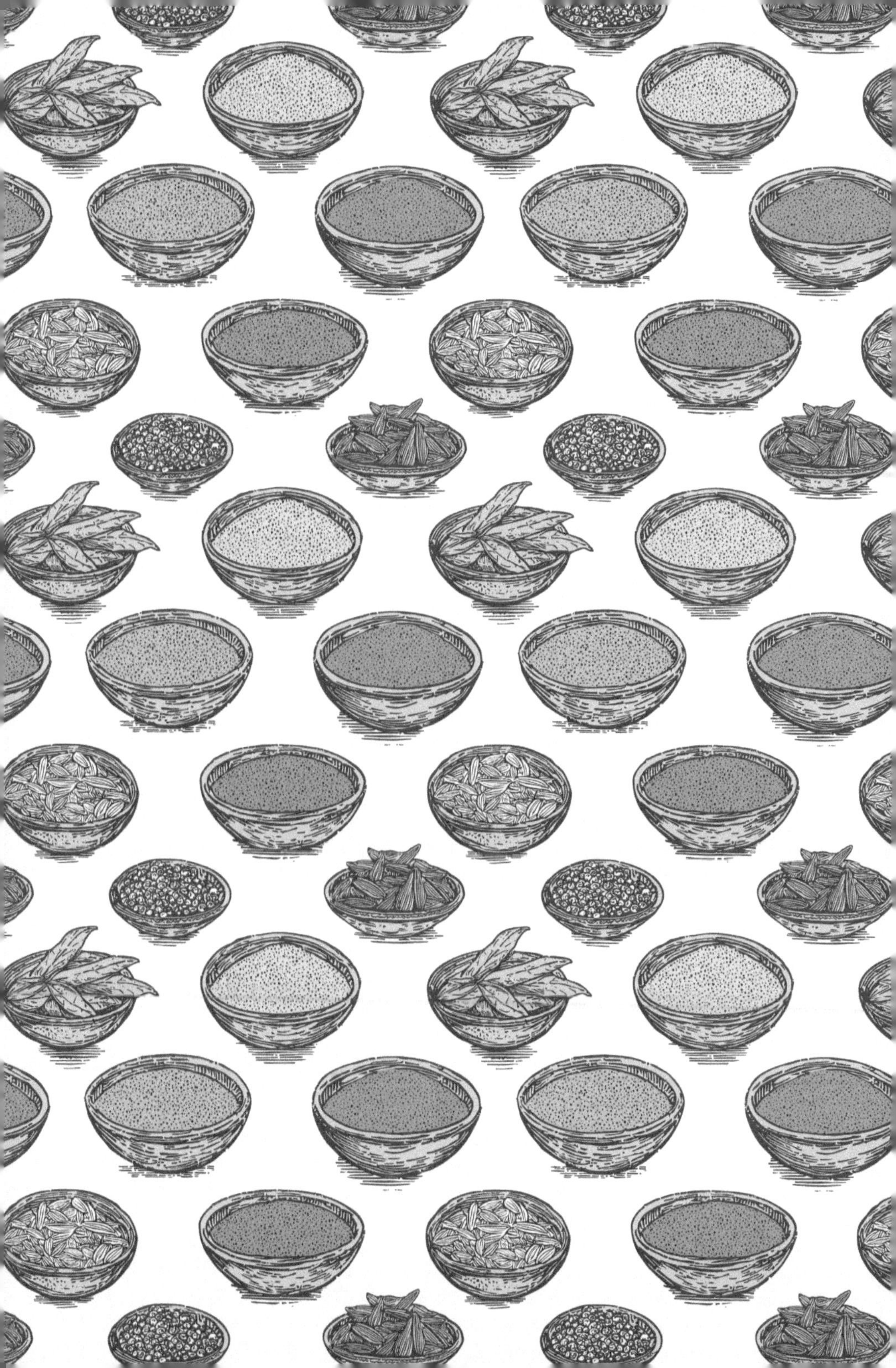

FSC
www.fsc.org
MIX
Papier | Fördert
gute Waldnutzung
FSC® C083411

Kolibri 360 GmbH
Ferdinand-Jühlke-Straße 7
99095 Erfurt, Deutschland
produktsicherheit@kolibri360.de